Nina Kempiners

Fetale Programmierung von Nachkommen heterozygoter eNOS-Knockout-Mäuse

Nina Kempiners

Fetale Programmierung von Nachkommen heterozygoter eNOS-Knockout-Mäuse

Allgemeines Wachstumsverhalten und Entwicklung immunologischer Komponenten am Beispiel der Milz

Südwestdeutscher Verlag für Hochschulschriften

Impressum / Imprint

Bibliografische Information der Deutschen Nationalbibliothek: Die Deutsche Nationalbibliothek verzeichnet diese Publikation in der Deutschen Nationalbibliografie; detaillierte bibliografische Daten sind im Internet über http://dnb.d-nb.de abrufbar.

Alle in diesem Buch genannten Marken und Produktnamen unterliegen warenzeichen-, marken- oder patentrechtlichem Schutz bzw. sind Warenzeichen oder eingetragene Warenzeichen der jeweiligen Inhaber. Die Wiedergabe von Marken, Produktnamen, Gebrauchsnamen, Handelsnamen, Warenbezeichnungen u.s.w. in diesem Werk berechtigt auch ohne besondere Kennzeichnung nicht zu der Annahme, dass solche Namen im Sinne der Warenzeichen- und Markenschutzgesetzgebung als frei zu betrachten wären und daher von jedermann benutzt werden dürften.

Bibliographic information published by the Deutsche Nationalbibliothek: The Deutsche Nationalbibliothek lists this publication in the Deutsche Nationalbibliografie; detailed bibliographic data are available in the Internet at http://dnb.d-nb.de.
Any brand names and product names mentioned in this book are subject to trademark, brand or patent protection and are trademarks or registered trademarks of their respective holders. The use of brand names, product names, common names, trade names, product descriptions etc. even without a particular marking in this works is in no way to be construed to mean that such names may be regarded as unrestricted in respect of trademark and brand protection legislation and could thus be used by anyone.

Coverbild / Cover image: www.ingimage.com

Verlag / Publisher:
Südwestdeutscher Verlag für Hochschulschriften
ist ein Imprint der / is a trademark of
AV Akademikerverlag GmbH & Co. KG
Heinrich-Böcking-Str. 6-8, 66121 Saarbrücken, Deutschland / Germany
Email: info@svh-verlag.de

Herstellung: siehe letzte Seite /
Printed at: see last page
ISBN: 978-3-8381-3616-5

Zugl. / Approved by: Berlin, Charité, Diss., 2013

Copyright © 2013 AV Akademikerverlag GmbH & Co. KG
Alle Rechte vorbehalten. / All rights reserved. Saarbrücken 2013

INHALTSVERZEICHNIS

ABKÜRZUNGSVERZEICHNIS 3

ABBILDUNGS- UND TABELLENVERZEICHNIS 5

1 EINLEITUNG 7

1.1 Literaturübersicht 7

1.1.1 Fetale Programmierung 7
1.1.2 Modelle für fetale Programmierung 9
1.1.3 Mechanismen der fetalen Programmierung 10
1.1.4 Programmierung des Immunsystems und immunologischer Organe 12
1.1.5 NO und NOS Formen 13
1.1.6 Rolle von NO und NOS für fetales Wachstum und Programmierung 14
1.1.7 Phänotyp homozygoter und heterozygoter eNOS-Knockout-Mäuse 15

1.2 Zielsetzung der Arbeit 17

2 METHODEN 19

2.1 Geräte und Zubehör 19

2.2 Chemikalien 20

2.3 Studiendesign 21

2.3.1 Züchtung 21
2.3.2 Tierhaltung 23
2.3.3 Versuchsablauf 23

2.4 Funktionsmethoden 24

2.4.1 Genotypisierung 24
2.4.2 Bestimmung der Körpermaße 28
2.4.3 Nicht-invasive Pulsfrequenz- und Blutdruckmessung 28
2.4.4 Untersuchungen im Stoffwechselkäfig 29
2.4.5 Intraperitonealer Glucosetoleranztest 29
2.4.6 Organentnahme 29

2.5 Histologische Methoden 30

2.5.1 Fixierung des Gewebes 30
2.5.2 Paraffineinbettung des Gewebes 30
2.5.3 Herstellung der Gewebsschnitte 30

2.5.4 Histologische Färbungen 31
2.5.5 Immunhistochemische Färbungen 32

2.6 Auswertung **35**
2.6.1 Bestimmung des Wachstumsverlaufs 35
2.6.2 Auswertung der HE-Färbung 36
2.6.3 Auswertung der Sirius-Red-Färbung 36
2.6.5 Auswertung der CD20- und CD3-Färbung 37

2.7 Statistik **39**

3 ERGEBNISSE **39**

3.1 Geburtsgewicht **40**

3.2 Wachstumsverlauf **40**
3.2.1 Gewichtszunahme 40
3.2.2 Body-Mass-Index und Breitenwachstum 46

3.3 Organgewichte **50**

3.4 Histologie der Milz **52**

4 DISKUSSION **55**

4.1 Geburtsgewicht **55**

4.2 Wachstumsverlauf **56**

4.3 Organgewichte **61**

4.4 Histologie **63**

5 ZUSAMMENFASSUNG **65**

LITERATURVERZEICHNIS **68**

ABKÜRZUNGSVERZEICHNIS

Abb.	Abbildung
Aqua ad. inject.	Aqua ad injectabilia
Aqua. dest.	Aqua destillata
AGA	Adequate for Gestational Age
BMI	Body-Mass-Index
CD	Cluster of Differentiation
CGMP	Cyclisches Guanosinmonophosphat
CUG	Catch-Up-Growth
DNA	Desoxyribonukleinsäure
DNTPs	Desoxyribonukleosidtriphosphate
EDRF	Endothelium-derived Relaxing Factor
EDTA	Ethylendiamin-Tetraessigsäure
eNOS	Endotheliale Stickstoffmonooxid-Synthase
eNOS -/-	Homozygote eNOS-Knockout-Maus
eNOS+/-	Heterozygote eNOS-Knockout-Maus
HE	Hämatoxylin-Eosin
HCHO	Formaldehyd
HCL	Salzsäure
H2O2	Wasserstoffperoxid
IGF	Insulin like Growth Factor
iNOS	Induzierbare Stickstoffmonooxid-Synthase
IUGR	Intrauterine Wachstumsrestriktion
LPS	Lipopolysaccharide
mtNOS	Mitochondriale Stickstoffmonooxid-Synthase
NADPH	Nikotinamidadenindinukleotidphosphat
nNOS	neuronale Stickstoffmonooxid-Synthase

NO	Stickstoffmonooxid
NOS	Stickstoffmonooxid-Synthasen
PARs	Predictive Adaptive Responses
PCR	Polymerase Chain Reaction
SGA	Small for Gestational Age
WT	Wildtyp

Abbildungs- und Tabellenverzeichnis

Abbildung 1: Vereinfachte Darstellung der fetalen Programmierung 10
Abbildung 2: Darstellung der "Advanced Fetal Programming Hypothesis"
Hocher, Slowinski, Bauer et al. 2001, mit freundlicher Genehmigung von Prof. B. Hocher (19) 12
Abbildung 3: Kreuzungsschema der F1 Generation 23
Abbildung 4: Kreuzungsschema der F2 Generation 24
Abbildung 5: Zeitlicher Ablauf des Tierversuchs 26
Abbildung 6: Darstellung Immunhistochemie nach Avidin-Biotin-Methode 35
Abbildung 7: HE-Färbung der Milz (100fach vergrößert) 38
Abbildung 8: Darstellung des Auswertungsverfahrens der Sirius-Red-Färbung 39
Abbildung 9: CD3-Färbung der Milz (200fach vergrößert) 40
Abbildung 10: CD20-Färbung der Milz (200fach vergrößert) 40
Abbildung 11: Geburtsgewichte der Gruppen 42
Abbildung 12: Geschlechtsspezifische Geburtsgewichte der Gruppen 42
Abbildung 13: Gewichtsverlauf Tag 1-13 43
Abbildung 14: Gewichtsverlauf Tag 1-40 44
Abbildung 15: Gewichtsverlauf Tag 1-140 44
Abbildung 16: Gewichtsverlauf Männchen Tag 1-13 45
Abbildung 17: Gewichtsverlauf Männchen Tag 1- 40 45
Abbildung 18: Gewichtsverlauf Männchen Tag 1-140 46
Abbildung 19: Gewichtsverlauf Weibchen Tag 1-13 47
Abbildung 20: Gewichtsverlauf Weibchen Tag 1-40 47
Abbildung 21: Gewichtsverlauf Weibchen Tag 1-140 48
Abbildung 22: Breitenwachstum Tag 1-13 48
Abbildung 23: Breitenwachstum Männchen Tag 1-13 49
Abbildung 24: Breitenwachstum Weibchen Tag 1-13 49
Abbildung 25: Body-Mass-Index Tag 1-13 50
Abbildung 26: Body-Mass-Index Männchen Tag 1-13 50
Abbildung 27: Body-Mass-Index Weibchen Tag 1-13 51
Abbildung 28: Anteil weißer Pulpa an Gesamtfläche der Milz in Prozent 54

Abbildung 29: Geschlechtsspezifischer Anteil weißer Pulpa an Gesamtfläche der
    Milz in Prozent 54
Abbildung 30: Kapseldurchmesser der Milz in µm 55
Abbildung 31: Geschlechtsspezifischer Kapseldurchmesser der Milz in µm 55
Abbildung 32: Anteil interstitieller Fibrose an Gesamtfläche der Milz in Prozent 55
Abbildung 33: Geschlechtsspezifischer Anteil interstitieller Fibrose an Gesamtflä-
    che der Milz in Prozent 55
Abbildung 34: Anteil CD3-positiver Zellen an Gesamtfläche der Milz in Prozent 56
Abbildung 35: Geschlechtsspezifischer Anteil CD3-positiver Zellen an Gesamtflä-
    che der Milz in Prozent 56
Abbildung 36: Anteil CD20-positiver Zellen an Gesamtfläche der Milz in Prozent 56
Abbildung 37: Geschlechtsspezifischer Anteil CD20-positiver Zellen an Gesamt-
    fläche der Milz in Prozent 56

Tabelle 1:	Das eNOS WT PCR Protokoll	28
Tabelle 2:	Das eNOS WT PCR Programm	28
Tabelle 3:	Das NeoR PCR Protokoll	29
Tabelle 4:	Das NeoR PCR Programm	29
Tabelle 5:	Absolute Organgewichte der Gruppen	52
Tabelle 6:	Geschlechtsspezifische absolute Organgewichte der Gruppen	52
Tabelle 7:	Relative Organgewichte der Gruppen	53
Tabelle 8:	Geschlechtsspezifische relative Organgewichte der Gruppen	53

1 Einleitung

1.1 Literaturübersicht

1.1.1 Fetale Programmierung

Verschiedene epidemiologische Studien beim Menschen haben gezeigt, dass beeinträchtigtes intrauterines Wachstum – z. B. durch Unterernährung der Mutter und damit einhergehend ein niedriges Geburtsgewicht – mit einer Reihe von Erkrankungen verschiedener physiologischer Systeme im späteren Leben korreliert. Hierzu gehören insbesondere Erkrankungen des Herz-Kreislauf-Systems wie beispielsweise Bluthochdruck und koronare Herzkrankheit, Arteriosklerose und Präeklampsie. Zudem sind Stoffwechselerkrankungen wie Diabetes mellitus Typ II, eine verminderte Glucosetoleranz, Insulinresistenz, Hyperlipidämie und Adipositas zu nennen. Diese Korrelation wurde in den verschiedensten Populationen, unabhängig vom Alter, Geschlecht und ethnischen Hintergrund, beschrieben (1, 2). Es konnte sogar gezeigt werden, dass bestimmte intrauterine Wachstumsmuster in Zusammenhang mit bestimmten Erkrankungen im Erwachsenenalter stehen. So neigen z. B. große Neugeborene mit niedrigem Geburtsgewicht, sogenannte asymmetrisch gewachsene Kinder, eher im späteren Leben zu Diabetes mellitus Typ II als symmetrisch gewachsene kleine Neugeborene mit niedrigem Geburtsgewicht (3). Weitere Untersuchungen von Ravelli und seiner Forschergruppe zeigten in den 1970ern, dass die spätere Manifestierung dieser Erkrankungen davon abhängig ist, zu welchem Zeitpunkt der fetalen Entwicklung der wachstumsschädigende Einfluss stattfand. So weisen Kinder, die einer intrauterinen Mangelversorgung während des ersten und zweiten Trimenons ausgesetzt waren, eine stärkere Neigung zu einer Adipositas im späteren Erwachsenenalter auf, als Kinder, die im dritten Trimenon betroffen waren (4). Mehrere epidemiologische, sowie auch tierexperimentelle Studien legen zudem nahe, dass ein auf diese Art entstandener Phänotyp auch ohne weitere wachstumsmindernde Einflüsse in den folgenden Generationen innerhalb dieser weitervererbt wird, teilweise mit geschlechtsspezifischen Unterschieden (5, 6). 1962 stellte Neel seine „Thrifty Genotype" Hypothese vor, die aus der Beobachtung hervorging, dass bestimmte Populationen, die in einer Umwelt mit eingeschränkten Nahrungsressourcen leben, vermehrt zu Insulinresistenz neigen. Nach seiner Theorie führt eine zufällige genetische Mutation zu einer vermehrten Insulinresistenz, die in einer hungernden Population einen evolutionären Selektionsvorteil darstellte und sich damit dauerhaft durchsetzte (7). Dieser Theorie folgend und basierend auf eigenen Beobachtungen führte Barker 1994 den Begriff des „Thrifty Phenotype" ein. Er sah den Ursprung verschiedener Erkrankungen im Erwachsenenalter in der veränderten fetalen Entwicklung in utero und dem daraus entstehenden eingeschränkten fetalen Wachstum bei suboptimalen intrauterinen Bedingungen (1). Der Fetus optimiert die Nutzung der intrauterin knappen Ressourcen, indem bestimmte Organe in ihrer Entwicklung und dauerhaften Funktion begünstigt und zugleich andere Organe benachteiligt werden, um somit ein bestmögliches Überleben zu erreichen (1). Obwohl diese Erkenntnis sehr viele Fragen beantwortet, liefert sie jedoch keine Erklärung für die vielen dauerhaften physiologischen Veränderungen des Organismus, die nicht unmittelbar für das postnatale Überleben des Fetus wichtig sind und im späteren Verlauf des Lebens zu Erkrankungen führen. Aufbauend auf Barkers Erkenntnissen entwickelten Gluckmann und Hanson das Modell der „Predictive Adaptive Responses" (PARs). Hierbei wird der Fetus intrauterin durch auf die Mutter einwirkende Umwelteinflüsse programmiert, d. h. physiologisch auf ein langes Überleben in einer z. B. nahrungsressourcenarmen Umwelt vorbereitet. Die Ursache der Entstehung von Überlebensnachteilen durch eine Zunahme an Erkrankungen im späteren Leben erklärt sich durch die postnatal veränderte Umwelt, etwa ein Nahrungsüberangebot, auf die der Fetus nicht vorbereitet ist. Hierdurch entsteht ein „Mismatch", eine Diskrepanz, zwischen den vorhergesagten und den tatsächlichen postnatalen Lebensbedingungen (2, 8).

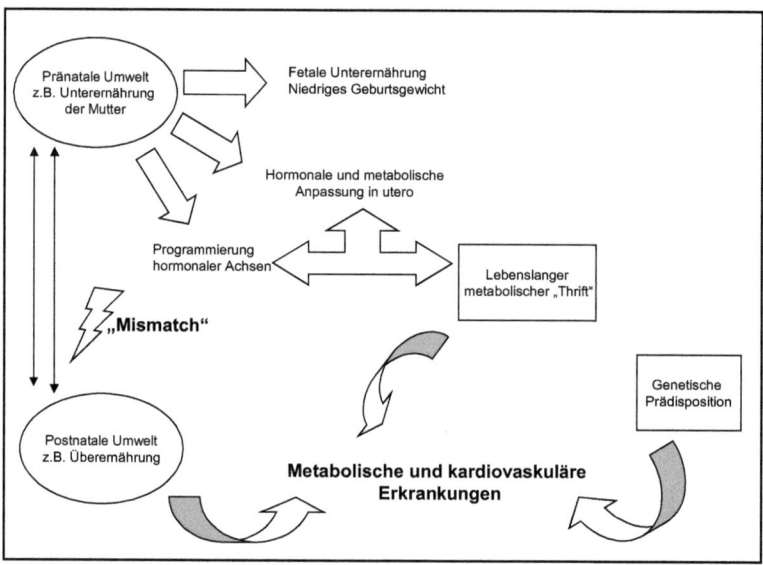

Abbildung 1: Vereinfachte Darstellung der fetalen Programmierung

Pränatale Umweltfaktoren wie z. B. eine Unterernährung der Mutter führen zu fetaler Unterernährung mit niedrigem Geburtsgewicht, einer hormonalen und metabolischen Anpassung des Fetus, sowie einer Programmierung hormonaler Achsen. Dies führt wiederum zu einem lebenslangen metabolischen „Thrift". Zusammen mit der genetischen Prädisposition und einer veränderten postnatalen Umwelt, in der beispielsweise eine Überernährung besteht, führt dies zu metabolischen und kardiovaskulären Erkrankungen im Erwachsenenalter. Die pränatale und postnatale Umwelt stimmen nicht überein. Es besteht ein „Mismatch".

1.1.2 Modelle für fetale Programmierung

Bei Säugetieren sind die Ursachen einer fetalen Programmierung mit oder ohne ausgeprägter intrauteriner Wachstumsrestriktion (IUGR) heute relativ gut erforscht. Da für das fetale Wachstum überwiegend das über die Plazenta bereitgestellte Nahrungs- und Sauerstoffangebot ausschlaggebend ist, wird ein Mangel an diesen als Hauptursache angesehen (9). Nahrungs- und Sauerstoffmangel beeinflussen wiederum das hormonelle Milieu, woraus dann endokrine Signale für die Programmierung entstehen können. Eine Vielzahl von tierexperimentellen Methoden zur Einschränkung des intrauterinen Angebots an Makro- und Mikronährstoffen des Fetus wurden seither angewandt. Am Häufigsten kamen hierbei Modelle, bei denen die mütterliche Nahrungsaufnahme verändert wurde, zum Tragen (10). Weitreichende programmierende Effekte wurden bei allgemeiner Kalorienbegrenzung der Mutter, sowie auch bei alleiniger Begrenzung der Proteinaufnahme und durch Zugabe und Weglassen von Spurenelementen, Mineralien, Kofaktoren und Vitaminen nachgewiesen (11). Ein weiteres Modell zu Induktion einer IUGR beim Feten wird durch eine chronische Hypoxie der Mutter erreicht und betrifft vor allem die Programmierung des kardiovaskulären Systems (12). Eine Einschränkung des plazentaren Sauerstoff- und Nahrungsangebots konnte ebenfalls effizient durch chirurgische Modelle erzielt werden, z. B. durch die uni- oder bilaterale Ligatur der Arteria uterina (13). Hormone als entscheidende Faktoren für die Regulation von fetalem Wachstum und Entwicklung stellen ebenfalls ein interessantes Versuchsfeld dar. Ihre Konzentration und Aktivität können sich in Abhängigkeit von den Umweltbedingungen, die eine IUGR auslösen, verändern. So bewirken Unterernährung, Hypoxie und psychischer Stress – sowohl maternal als auch fetal – Hormonveränderungen, z. B. bei Wachstumshormonen, Insulin, Glukokortikoiden, Katecholaminen, Leptin, Schilddrüsen- und Sexualhormonen. Von den genannten Hormonen sind es im Besonderen die Glukokortikoide, von denen ein weitreichender programmierender Effekt bekannt ist und der tierexperimentell gut belegt ist. Die mehrmalige maternale Gabe von Kortison während der Schwangerschaft führt bei den Nachkommen beim Menschen, sowie auch bei mehreren Tiermodellen zu einem niedrigen Geburtsgewicht und vermehrt zu

Erkrankungen im Erwachsenenalter (13). Weitere programmierende Effekte konnten bei genetischen Knockout-Mäusen hinsichtlich des Insulinrezeptors, Insulin-Gens und des „Insulin Like Growth Factor" (IGF) beobachtet werden, sowie bei homozygoten Knockout-Mäusen für das kodierende Gen der endothelialen Stickstoffmonooxid-Synthase (eNOS) (13, 14, 15, 16). Diese Beobachtungen betreffen ein Knockout von Genen sowohl beim Fetus, als auch auf Seiten der Elterntiere. Der Effekt scheint dabei stärker bei maternalem Knockout oder Polymorphismus ausgeprägt zu sein (17, 18). Die Beobachtung, dass mütterliche Gene direkt oder indirekt auf das fetale Geburtsgewicht und die Programmierung Einfluss nehmen ist als „Advanced Fetal Programming Hypothesis" in Abbildung 2 dargestellt (19).

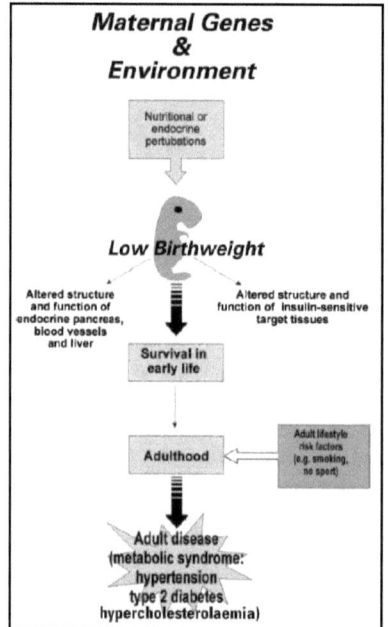

Abbildung 2: Darstellung der "Advanced Fetal Programming Hypothesis" nach Hocher, Slowinski, Bauer et al. 2001, mit freundlicher Genehmigung von Prof. B. Hocher (19)

Maternale Gene und Ernährung bestimmen die intrauterine Ernährung des Fetus. Eingeschränkte fetale Ernährung führt zu Anpassungen, die das unmittelbare Überleben verbessern. Diese Veränderungen persistieren und führen im Erwachsenenalter in Kombination mit weiteren Risikofaktoren zu Erkrankungen wie Diabetes mellitus und arterielle Hypertension .

1.1.3 Mechanismen der fetalen Programmierung

Als Ursache einer IUGR mit anschließendem schnellen postnatalen Aufholwachstum und vermehrten Energiespeichern, wie es bei Naturvölkern beobachtet wird, wird oft ein direkter genetischer Zusammenhang vermutet (20, 21). So gibt es z. B. Mutationen im pankreatischen Glucokinase-Gen, welche zu einer verminderten fetalen Insulinsekretion, geringerem Geburtsgewicht und einer verminderten Glucosetoleranz im Erwachsenenalter führen (22). Solche monogenetischen Geschehen sind allerdings selten und erklären z. B. nicht die unterschiedlich hohen Erkrankungsrisiken eineiiger Zwillinge mit unterschiedlichen Geburtsgewichten im Vergleich zu den gleich hohen

Erkrankungsrisiken bei eineiigen Zwillingen mit ähnlichem Geburtsgewicht (3). Polymorphismen einzelner für das fetale Wachstum entscheidender Gene könnten hingegen insofern eine Rolle spielen, da sie die Empfindlichkeit des Feten für Signale aus der Umwelt verändern können (23). Dies trifft vor allem für Polymorphismen zu, die in Promoterregionen des Genoms liegen (24). Ein weiterer wesentlicher Beitrag zum molekularen Mechanismus der Programmierung liefert die Epigenetik, bei der es zu Modifizierungen der Desoxyribonukleinsäure (DNA) ohne Sequenzveränderung kommt. Durch eine modifizierte Histonstruktur oder durch DNA-Methylierungen in Promotorregionen kommt es zu einer veränderten Interaktion der DNA und ihrer regulatorischen Proteine und damit zu einer Aktivierung oder Deaktivierung von Genen (25). DNA-Methylierungen spielen außerdem beim „Imprinting" eine Rolle, bei dem ein „Silencing", d. h. eine Inaktivierung eines Allels in Abhängigkeit seiner elterlichen Herkunft geschieht. Die Epigenetik stellt damit einen molekularen Mechanismus für Programmierung dar, der mit der Genetik, den pränatalen Umweltbedingungen, dem intrauterinen Wachstum und der Anfälligkeit für Erkrankungen eines Individuums in Einklang zu bringen ist. Auf zellulärer Ebene kommt es zu veränderten Proteinsyntheseraten, welche Rezeptoren, Ionenkanäle, Transporter, Enzyme, Wachstumsfaktoren, sowie Proteine des Zytoskeletts betreffen (26, 27, 28, 29). Außerdem führt ein verminderter uteriner Blutfluss gegen Ende der Schwangerschaft, und damit ein vermindertes Sauerstoff- und Nahrungsangebot des Fetus, in fetalen Zellen mit hoher Proliferationsrate zu einer verminderten DNA-Synthese (30). Suboptimale intrauterine Bedingungen induzieren somit zahlreiche Veränderungen in der Funktion, Anzahl und Größe von Zellen, indem sie ihre Proliferation und Apoptose beeinflussen. Diese zellulären Veränderungen wiederum haben Auswirkungen auf die Morphologie und Funktion von Geweben und Organen. Die Auswirkungen eines pränatalen Ereignisses auf ein Organsystem sind umso gravierender, je eher es in den Zeitraum der Organogenese fällt. So entsteht z. B. bei der Gabe von Glukokortikoiden an trächtige Mutterschafe während der Nierenorganogenese bei den Nachkommen eine verminderte Anzahl an Nephronen mit arterieller Hypertension im Erwachsenenalter (23). Weitere Beispiele histologischer Veränderungen sind relative Änderungen der Proportionen von Zelltypen in den Langerhansschen Inselzellen des Pankreas, der Leber und des Skelettmuskels, die mit Insulinresistenz, Bluthochdruck und einer verminderten Glucosetoleranz assoziiert sind (29, 31, 32).

1.1.4 Programmierung des Immunsystems und immunologischer Organe

Die Programmierbarkeit immunologischer Organe und Funktionen ist ein seit längerem bekanntes Phänomen. Die Entwicklung der immunologischen Organe beginnt im zweiten und dritten Schwangerschaftsmonat, woraus sich die tiefgreifende und wahrscheinlich lebenslange Konsequenz des programmierenden Einflusses in diesem frühen Zeitfenster ableitet. Vergleiche von Kindern, die in Bezug auf ihr Gestationsalter klein waren (SGA), mit Kindern, die für ihr Gestationsalter adäquat waren (AGA), haben mehrfach Immundefizite gezeigt, so beispielsweise Reduktionen von B- und T-Lymphozytenzahlen (33, 34, 35). In mehreren Studien zeigte sich außerdem, dass eine fetale IUGR vom Neugeborenenalter an bis weit ins Erwachsenenalter hinein mit einem verringerten Thymus- und Milzvolumen einhergehen kann(36, 37, 38, 39, 40). Ursache dieses Phänomens ist wahrscheinlich der sogenannte "Brain Sparing Effect". Er tritt vor allem bei Ressourcenmangel des Fetus in der Spätschwangerschaft auf. Das Gehirn des Fetus wird hierbei bevorzugt mit Nährstoffen versorgt, zu Lasten des Stamms und der darin befindlichen Organe wie Leber, Nieren, Thymus und Milz, die dann klein ausfallen und mit niedrigen Lymphozytenzahlen korrellieren (33, 34). Zusätzlich ist eine IUGR mit einer beeinträchtigten Immunfunktion und mit einer hohen infektiologischen Mortalität assoziiert. Diese Defizite können Monate bis Jahre nach Geburt noch weiterbestehen, so dass man von einer langzeitigen vielleicht sogar lebenslangen Programmierung sprechen kann. Die Arbeitsgruppe von Moore konnte zeigen, dass in einer ländlichen Region in Gambia das Risiko nach dem 15. Lebensjahr an einer Infektion zu versterben größer war, wenn das Individuum während der jährlichen Dürrezeit und einem damit niedrigen Geburtsgewicht zur Welt kam. Dieser Effekt war umkehrbar mit einer erhöhten Energie- und Proteinaufnahme der Mütter während der Schwangerschaft (41, 42). Genauere Informationen zu den beobachteten Immundefekten im Einzelnen fehlen jedoch. Anhand tierexperimenteller Studien konnten bis jetzt nur einzelne zelluläre Funktionsstörungen aufgezeigt werden. So weisen Ratten, die intrauterin einer Proteinmangelernährung ausgesetzt waren, eine beeinträchtigte Akute-Phase-Reaktion auf bakterielle Endotoxine auf. Aus diesen Tieren isolierte Makrophagen hatten eine verminderte Produktion proinflammatorischer Zytokine und die neutrophilen Granulozyten wiesen eine weniger bakterizide Wirkung auf (43, 44, 45). Weiterhin gibt es Hinweise, dass ein niedriges Geburtsgewicht auch einen Risikofaktor für Atopie darstellt. Sowohl Asthma als auch atopische Dermatitis treten häufiger bei Individuen auf, die bei Geburt klein waren (46, 47). Bei einer weiteren Studie mit Siebenjährigen konnte eine höhere Prävalenz von Asthma bei den Kindern festgestellt werden, die 10-15 Tage nach Geburt einen geringeren Kopfumfang aufwiesen (48). Weitergehende Studien zu

Atopie und Programmierung liefern kontroverse Ergebnisse. Erklärbar ist dies durch die Ätiologie der Atopie. Sie ist ein multifaktorielles Geschehen, so dass es sehr schwierig ist, die Effekte einer eventuellen Programmierung eindeutig in Studien herauszuarbeiten. Bei den sogenannten Autoimmunerkrankungen ist der Kenntnisstand ähnlich. Hier kommt die Forschung zu widersprüchlichen Ergebnissen. Eine Studie von Philips und seinen wissenschaftlichen Mitstreitern aus dem Jahr 2002 kommt zu dem Schluss, dass ein höheres Risiko für eine autoimmunologische Schilddrüsenerkrankung im späteren Leben bei dem kleiner und leichter zur Welt gekommenen Zwilling im Vergleich zum größeren und schwereren eineiigen oder zweieiigen Zwilling besteht (49). Brix und sein Forscherteam hingegen sahen bei den von ihnen untersuchten Zwillingspaaren keinen Zusammenhang zwischen Geburtsgewicht und dem Risiko einer autoimmunologischen Schilddrüsenerkrankung (50). Eine ähnlich kontroverse Datenlage besteht zum systemischen Lupus erythematodes und zur Ätiologie des Diabetes mellitus Typ I. Die bis jetzt durchgeführte Forschung auf diesem Gebiet ist noch in einem sehr frühen Stadium und bietet noch wenig verlässliche Information.

1.1.5 NO und NOS Formen

In den 1970er Jahren führte der Pharmakologe Ferid Murad Versuche mit Nitraten durch und entdeckte das Stickstoffmonoxid (NO). Etwa zur gleichen Zeit beschäftigte sich auch der Pharmakologe Robert F. Furchgott mit den Auswirkungen von Nitraten auf die Blutgefäße. Bei seinen Untersuchungen entdeckte er eine unbekannte vom Endothel ausgehende Substanz, die in der darunter liegenden Muskelschicht eine Relaxierung bewirkt. Diese Neuentdeckung nannte er aufgrund mangelnder Kenntnis der Struktur „Endothelium-derived Relaxing Factor" (EDRF). Erst im Laufe der 1980er Jahre identifizierten Louis J. Ignarro, Robert M. Palmer und Robert F. Furchgott unabhängig voneinander EDRF als NO (51, 52, 53). Der gasförmige sekundäre Botenstoff NO wird mit Hilfe von NADPH aus L-Arginin und Sauerstoff unter Beteiligung mehrerer Kofaktoren durch NO-Synthasen (NOS) synthetisiert, wobei als weitere Endprodukte Citrullin und Wasser anfallen. Bis heute konnten drei verschiedene Isoformen der NOS identifiziert werden, die von unterschiedlichen Genen kodiert und die in unterschiedlichen Geweben und Zelltypen exprimiert werden.

1. Die endotheliale NOS (eNOS), wird konstituitiv von Zellen des Gefäßendothels exprimiert und synthetisiert NO, welches auto- und parakrin die Guanylatzyklase aktiviert und über den Anstieg des cGMP vielfältige Effekte herbeiführt, wie z. B. die Relaxation von glatten Muskel-

zellen und damit verbunden eine Vasodilatation. Aber auch andere Effekte wie beispielsweise eine Hemmung der Thrombozytenaggregation und -adhäsion, eine Hemmung der Chemotaxis von polymorphnukleären Zellen und der Signalübertragung im peripheren und zentralen Nervensystem (54, 55).

2. Die induzierbare NOS (iNOS) ist auf der Ebene der Transkription induzierbar und tritt erst in größeren Mengen in Makrophagen nach Stimulation durch Zytokine oder bakterielle Lipopolysaccharide (LPS) auf (56, 57, 58). Sie spielt eine wichtige Rolle bei der Abwehr von bakteriellen Infekten, da durch sie sehr große Mengen an NO synthetisiert werden, welches als freies Radikal antimikrobiell wirkt. Besonders im Rahmen des septischen Schocks kommt es hierbei jedoch als unerwünschte Nebenwirkung zu einer Vasodilatation mit Hypotonie (56).

3. Die neuronale NOS (nNOS) kommt in neuronalen Geweben vor und synthetisiert NO, welches u. a. die Funktion eines Neurotransmitters hat. Im Gehirn wirkt es ebenfalls indirekt über Modulation des cGMP-Spiegels der Zellen. Eine Unterform der nNOS ist die mitochondriale NOS (mtNOS), welche an komplexen mitochondrialen Stoffwechselvorgängen entscheidend beteiligt ist.

1.1.6 Rolle von NO und NOS für fetales Wachstum und Programmierung

NO ist entscheidend an der Regulation des plazentar-fetalen Blutflusses beteiligt und somit an der Versorgung des Feten mit Nährstoffen und Sauerstoff. Durch Erhöhung des Blutflusses der Arteria uterina durch Relaxation der Tunica media der Gefäßwand, ist NO vor allem von der Mitte der Schwangerschaft bis zum Ende, mit steigendem Nahrungs- und Sauerstoffbedarf des Feten, von elementarer Bedeutung. So führt in der Ratte ein maternaler Mangel an Arginin – einer für die NO-Synthese essentiellen Aminosäure – zu einer IUGR, während eine Zugabe von Arginin eine durch Hypoxie oder durch NOS-Inhibitoren verursachte IUGR wieder rückgängig machen kann (59). Von den drei NOS-Isoformen ist die iNOS die dominante Isoform in der Plazenta und wird hauptsächlich von uterinen Leukozyten, die in der Nähe von Arteriolen lokalisiert sind, exprimiert (60). Die Bedeutung der iNOS konnte anhand von iNOS-Knockout-Mäusen gezeigt werden. So fanden Burnett, Tash und Hunt heraus, dass bei trächtigen iNOS-Knockout-Mäusen das plazentare „Remodelling" im Zuge der Anpassung des Gewebes an die sich während der Schwangerschaft laufend ändernden Anforderungen eingeschränkt ist. Diese Tiere haben eine herabgesetzte Zellularität der Dezidua als auch verdickte Arterienwände mit kleineren Lumina als ihre Wildtyp-Artgenossen (WT). Zwar konnte kein Unterschied im Geburtgewicht oder in der Schwangerschaftsdauer nachgewiesen werden, jedoch wurde eine erhöhte intrauterine Sterblichkeit bei insgesamt weniger überlebenden Nachkommen beobachtet (60). Weitere interessante Studien existieren für die eNOS, welche die prädominante Isoform des Endothels darstellt. Erhöhte Konzentrationen von NO und eNOS konnten in der Arteria uterina während der Schwangerschaft mehrfach nachgewiesen werden und es konnte gezeigt werden, dass für das Zustandekommen von strukturellen Anpassungen der Gefäßwand der Arteria uterina die eNOS ausschlaggebend ist. Dies zeigt sich insbesondere in der Hypertrophie und Hyperplasie der glatten Muskulatur im Zusammenhang mit dem vermehrten uterinen Blutfluss (61, 62, 63, 64). Bei homozygoten eNOS-Knockout-Mäusen konnte eine geringere Proliferation und Entdifferenzierung der Gefäßmuskulatur der Arteria uterina nachgewiesen werden als bei WT-Mäusen (16). Zusätzlich sind eNOS-Knockout-Mäuse hypertensiv und haben eine niedrigere Fertilitätsrate, die durch IUGR und vermehrte Totgeburten gegen Ende der Schwangerschaft, sowie durch eine geringere Anzahl von Lebendgeburten und einem geringeren Geburtsgewicht bei den Nachkommen gekennzeichnet ist (15, 16, 65, 66). Weiterhin zeigen Nachkommen homozygoter eNOS-Knockout-Mäuse vermehrt Fehlbildungen der hinteren Extremität und haben ein dauerhaft erniedrigtes Körpergewicht. Beim Menschen sind mehrere Polymorphismen des eNOS-Gens bekannt – mit ähnlichen Auswirkungen. So sind Frauen, die homozygot für das eNOS-894T-Allel sind, vermehrt von Präeklampsie und wiederholten pathologischen Schwangerschaftsverläufen betroffen als Frauen, die heterozygot dafür sind bzw. dieses Allel nicht tragen (67). Weitere Assoziationen bestehen zwischen bestimmten eNOS-Polymorphismen beim Menschen und dem Risiko für kardiovaskuläre Erkrankungen, diabetische Nephropathie, Adipositas und Diabetes mellitus (68, 69, 70, 71). Das Erkrankungsrisiko scheint umso größer zu sein, wenn zusätzlich zum prädisponierenden Polymorphismus noch ein weiterer Risikofaktor wie z. B. das Rauchen hinzutritt (70).

1.1.7 Phänotyp homozygoter und heterozygoter eNOS-Knockout-Mäuse

Homozygote eNOS-Knockout-Mäuse (eNOS-/-) weisen vielfältige Veränderungen im Phänotyp auf. Im Vordergrund stehen dabei kardiovaskuläre und renale Phänomene. Sehr gut belegt ist bei diesen Tieren eine arterielle Hypertonie, die mit einer veränderten Vasomotorik einhergeht (17, 65). Dabei sind insgesamt vasodilatatorische Reaktionen zu Gunsten einer Vasokonstriktion vermindert (17). Als weitere Ursache der Hypertonie werden renale Veränderungen vermutet. So wurden bei diesen Tieren oftmals erhöhte Plasma Renin Spiegel gemessen und eine erhöhte Rückresorption von NaCl im Nephron wird kontrovers diskutiert (65, 72). Des Weiteren zeigte Forbes mit anderen Wissenschaftlern zusammen, dass eNOS-/- progressive, fokal renale Veränderungen aufweisen, welche zu einer Unterbrechung der glomerulotubulären Einheit führen. Die endogene renale eNOS-Synthese scheint daher für die Reifung und Integrität des Nephrons von elementarer Bedeutung zu sein (73). Die kardialen Funktionsparameter, wie z. B. die Ejektionsfraktion und Kontraktilität des Myokards sind im basalen Bereich zwar normal, jedoch weisen eNOS-/- Zeichen einer Herzmuskelhypertrophie auf (65, 72, 74, 75). Auch bestehen deutliche Veränderungen auf der Ebene des Stoffwechsels mit erhöhter Insulinresistenz und einer gesteigerten Glykogen- und Lipidsynthese in der Leber, was zudem mit einer Adipositas einhergehen kann (76, 77). Laboruntersuchungen unter der Regie von LeGouill konnten außerdem einen verminderten Energieverbrauch, sowie eine defekte ß-Oxidation in den Mitochondrien von Skelettmuskelzellen nachweisen (78). Im Rahmen immunologischer Prozesse wie Sepsis und anaphylaktischem Schock zeigen eNOS-/- deutlich bessere Überlebensraten als ihre WT-Artgenossen (56, 79). Die Ursache hierfür wird in einer verminderten NO induzierten Vasodilatation mit weniger stark ausgeprägter Hypotonie gesehen. Aber auch eine immunmodulatorische Funktion der eNOS, die unter anderem zur Triggerung proinflammatorischer Mediatoren, sowie einer Induktion der iNOS führt, wird von einigen Autoren diskutiert (56, 79). Die Annahme, dass ein intaktes eNOS-Gen ausreicht, um die Expression und Funktion von eNOS unter basalen, sowie unter das System belastenden Bedingungen zu gewährleisten, ist heute vielfach widerlegt worden. So zeigt eine Studie aus dem Jahr 2001, dass die aortale eNOS-Expression bei heterozygoten eNOS-Knockout-Mäusen (eNOS+/-) zwar basal derer von WT-Mäusen ähnlich ist, aber unter gesteigerter körperlicher Anstrengung nicht adäquat gesteigert werden kann (80). Weiterhin konnten bei der Entwicklung einer pulmonalen Hypertonie durch chronische Hypoxie keine Unterschiede zwischen eNOS-/- und eNOS+/- festgestellt werden (81). eNOS+/- sind ebenfalls hypertensiv und weisen ähnliche vasomotorische Veränderungen auf wie eNOS-/-, wenn auch in geringerem Ausmaß (17, 65). Als besonders interessant erweist sich bei eNOS+/- die Tatsache, dass es eine Rolle zu spielen scheint, ob das defekte Allel väterlicher oder mütterlicher Herkunft ist. So konnten Van Vliet und Chafe demonstrieren, dass eNOS+/-, deren Mütter eNOS-/- waren, eine geringere Wurfgröße und höhere Blutdrucke aufweisen als eNOS+/-, deren Väter eNOS-/- waren (18). Ähnliche Aussagen formulieren Longo und seine Forscherkollegen bezüglich der Vasomotorik. Bei ihren Untersuchungen zur Vasodilatation und -kontraktion bei eNOS+/-, kam es bei eNOS+/- mit homozygoter Mutter zu ähnlichen Ergebnissen wie bei eNOS-/-, während die eNOS+/- mit einem homozygoten Vater eher mit der WT-Gruppe vergleichbar waren (17). Als mögliche Ursache kommen ein beim homozygoten

Muttertier verändertes intrauterines Milieu mit plazentarer Insuffizienz und einer daraus resultierenden IUGR und Programmierung des fetalen Organismus in Betracht. Bei den gerade angeführten als auch bei weiteren Studien zu eNOS+/- kann man solche Programmierungseffekte auch ohne signifikante Unterschiede im Geburtsgewicht beobachten. Dies zeigt sehr deutlich wie ein relativ geringer Einfluss ohne ausgeprägte IUGR schon weitreichende programmierende Effekte entfalten kann. Eine weitere Ursache könnte in einer veränderten Ovulation und einer abnormalen meiotischen Reifung der Eizellen beim Muttertier, wie sie bei eNOS-/- von Jablonka-Shariff und Olson beobachtet wurden, liegen oder sich mit weiteren noch unbekannten epigenetischen Mechanismen erklären lassen (82).

1.2 Zielsetzung der Arbeit

Für verschiedene Studien mit Knockout-Mäusen für das eNOS-Gen wurden für verschiedene Organsysteme weitreichende programmierende Effekte gezeigt. Die Effekte sind ähnlich denen, die bei Menschen mit IUGR und niedrigem Geburtsgewicht beobachtet und in großen empirischen Kohortenstudien beschrieben wurden (1). Für die Art und Ausprägung dieser Effekte ist es von Bedeutung von welchem Elternteil das defiziente eNOS-Allel stammt. So sind bei heterozygoten Nachkommen die Effekte bei maternaler Herkunft des defekten eNOS-Allels stärker ausgeprägt als bei paternaler (17). Ein verändertes intrauterines Milieu bei eNOS defizienten Muttertieren und eine daraus folgende Wachstumsrestriktion beim Feten mit weitreichendem programmierenden Einfluss auf verschiedene Organsysteme ist für homozygote eNOS-Knockout-Muttertiere in der Literatur gut belegt (15, 16).

Weiterhin hat der fetale Genotyp einen entscheidenden Einfluss auf das Geburtsgewicht, die spätere Entwicklung und die Erkrankungsrisiken im Erwachsenenalter (15, 16, 83). Da bei all diesen Studienkonzepten immer sowohl mindestens ein Elterntier als auch die Nachkommen entweder hetero- oder homozygot für das defekte eNOS-Allel waren, erlauben sie keine eindeutige Zuordnung eines fetalen Phänotyps zum maternalen, paternalen oder fetalen Genotyp bezüglich des defizienten Allels. Weiterhin gibt es viele Hinweise darauf, dass für die Vererbung eines Phänotyps nicht unbedingt ein Gen an die Nachkommen weitergegeben werden muss. Als ein weiterer Mechanismus der Programmierung wird die Epigenetik gesehen, bei der es zu DNA-Modifizierungen ohne Sequenzveränderung kommt. Durch eine veränderte Histonstruktur oder durch DNA-Methylierungen in Promotorregionen findet eine veränderte Interaktion der DNA und ihrer regulatorischen Proteine statt, wodurch Gene aktiviert oder deaktiviert werden. Dieser Mechanismus stellt eine Theorie dar, die insbesondere zur Erklärung von Veränderungen eines Phänotyps über nur wenige Generationen herangezogen wird (25). Um den Einfluss des elterlichen Phänotyps auf den Nachwuchs zu untersuchen, unabhängig von einer den Mendelschen Regeln folgenden Vererbung, wurde dieser tierexperimentelle Versuch konzipiert. Da einzig die WT-Nachkommen begutachtet werden, kann jeglicher Einfluss durch einen eNOS defizienten fetalen Genotyp auf Stoffwechsel und Organsysteme ausgeschlossen werden. Weiterhin ist bei der Verpaarung eines heterozygoten Elterntiers mit einem WT-Partner ein defektes eNOS-Allel nur auf paternaler oder maternaler Seite vorhanden. Somit ist auch seine Auswirkung auf den Fetus klar auf den mütterlichen oder väterlichen Genotyp zurückzuführen. Für die Programmierbarkeit des Phänotyps von homozygoten und heterozygoten eNOS-Knockout-Mäusen gibt es für manche Organsysteme wie z. B. das kardiovaskuläre und das renale System weiterführende Beschreibungen in der Literatur (16, 17, 73). Für andere hingegen wie das Immunsystem existieren kaum Studien. Um eine fetale Programmierung innerhalb der Versuchskonstellation zu erfassen und um die Art und Ausprägung dieser zu verstehen, erfolgt eine systematische Untersuchung verschiedener Organsysteme und ihrer zellulären Komponenten. In dieser Doktorarbeit wird mittels dieses Tierversuchs unter anderem die Milz als ein Bestandteil des Immunsystem näher untersucht. Durch systematische histologische und immunhistochemische Aufarbeitung des Organs sollen Veränderungen, die durch fetale Programmierung im Organaufbau und auf zellulärer Ebene entstanden sind, verifiziert werden. Des Weiteren werden Geburtsgewichte und Wachstumsverhalten der Nachkommen näher analysiert. Dies dient zur Evaluierung einer eventuellen intrauterinen Wachstumsrestriktion, die oft mit einer fetalen Programmierung in Zusammenhang steht. Das postnatale Wachstumsverhalten liefert zusätzlich auch wertvolle Hinweise auf metabolische Veränderungen, insbesondere in Bezug auf eine Veranlagung zur Adipositas. Viele Phänomene sind im Rahmen der fetalen Programmierung schon beschrieben worden, jedoch stammen die meisten Erkenntnisse hieraus aus epidemiologischen Studien und stellen lediglich Assoziationen dar. Diese Arbeit soll durch das experimentelle Studiendesign einen Beitrag zu einem besseren Verständnis der Grundlagen der fetalen Programmierung leisten. Das eNOS-Gen ist zudem ein sehr interessantes Ziel-Gen zur Untersuchung programmierender Effekte, da innerhalb der menschlichen Population Polymorphismen hierzu existieren. Solche Polymorphismen spielen eine entscheidende Rolle bei der Entstehung der Präklampsie und werden mit rezidivierenden pathologischen Schwangerschaftsverläufen in Zusammenhang gebracht (67). Weitere Assoziationen bestehen zwischen bestimmten eNOS-Polymorphismen beim Menschen und dem Risiko für kardiovaskuläre Erkrankungen, diabetische Nephropathie, Adipositas und Diabetes mellitus (68, 69, 70, 71). Ein besseres Verständnis der Rolle elterlicher eNOS-Aktivität in Bezug auf den fetalen Phänotyp und Programmierung könnte somit zukünftig einen Beitrag zu einer besseren Vorsorge für Träger von bestimmten eNOS-Polymorphismen leisten, sowie als Ansatz für neue Therapiekonzepte dienen.

2 METHODEN

2.1 Geräte und Zubehör

- Mikrotom RM2025, Leica
- Kompaktwaage BL 600, Sartorius
- Präzisionswaage SBC 22, Scaltec
- Mikroskop BH-2, Olympus
- Digitalkamera CFW-1310C, Scion Corporation
- Power Macintosh 7500/100, Apple Macintosh
- Notebook Compaq nx 6110, Hewlett and Packard
- Software ImageJ 1.37v, Shareware der National Institutes of Health, USA
- Software SPSS version 16.0, SPSS inc.
- Software Chart and Scope version 4.1, AD instruments, Inc.
- Software GraphPad Prism 5.0, GraphPad Software, Inc.
- Einbettautomat Shandon Citadel 1000, Thermo Electron Corporation
- Paraffinautomat Microm EC-350, Thermo Scientific
- Kühlplatte Microm EC-351, Thermo Scientific
- Gefrierschrank G2713, Liebherr
- Vortexer Lab dancer, IKA
- Microprozessor pH-Meter pH537, WTW
- Dampfgarer Multigourmet plus, Braun
- Wasserbad mit Wärmeplatte Typ 16800, MEDAX Nagel GmbH
- Zentrifuge Biofuge 13, Heraeus
- Thermoblock Test Tube Thermostath TCR 100, Roth
- Thermocycler T3, Biometra
- Druck-Pulsmesseinheit PowerLab 4SP, AD Instruments, Inc.
- Stoffwechselkäfige für Mäuse, Spezialanfertigung von Schering

- Trockenschrank ST6030, Heraeus
- Mikrotom Blade R35, Feather
- Objektträger Menzel Glas Superfrost, Thermo Scientific
- Mikrohämatokrit Kapillaren Na-heparinisiert Länge 75mm+/-1mm, Brand

2.2 Chemikalien

- APES (3-Aminopropyltriethoxysilan), Carl-Roth
- AmpliTaq Gold® DNA polymerase (5 Units/µl), Applied Biosystems
- GeneAmp® 10X PCR Puffer II, Applied Biosystems
- GeneAmp® dNTPs (10 mM, each dATP, dCTP, dGTP and dTTP), Applied Biosystems
- MgCl2 Lösung (25 mM), Applied Biosystems
- Primer: TIB Molbiol Syntheselabor
    - NeoR2 se 5` TTg TCA AgA CCg ACC TgT CC 3`, ca. 300 bp
    - NeoR2 ase 5` ACA AgA CCg gCT TCC ATC Cg 3`, ca. 300 bp
    - eNOS-WT 3 (DD): 5`Agg ACA TAT gTT TgT CTg Cgg 3`, ca. 900 bp
    - eNOS-WT 4 (DD): 5`CTg Agg ACT gCA CCT gTT CA3`, ca. 900 bp
- Formaldehydlösung 37%, J.T. Baker
- Ethanol 100%, Carl-Roth
- Aceton, J.T. Baker
- Xylol, J.T. Baker
- Paraffin Typ 6, Richard-Allan-Scientific
- Paraffin Typ 9, Richard-Allan-Scientific
- Pikrinsäure, Fluka Analytical
- Sirius Red F3BA, Chroma Gesellschaft
- Salzsäure 37%, Merck
- Wasserstoffperoxid 30%, Carl-Roth
- Hämalaun nach Mayer, Merck
- Eosin, Carl-Roth
- DePex, Serva Electrophoresis GmbH
- Tris-Base, Carl-Roth
- EDTA (Ethylendiamintetraessigsäure), Carl-Roth
- NaCl (Natriumchlorid), Carl-Roth

- 0,5 M EDTA in aq. ad. injectabilia, B. Braun
- Tween 20, Serva
- Proteinase K, Merck
- Dr. Lange Test LCN 300/400, Dr. Bruno Lange GmbH
- Pufferlösungen:
    - TE-Puffer: 1,21 g Tris, 0,37 g EDTA, 1 l Aqua bidest, pH 7,5
    - TBS: 2,42 g Tris, 8 g NaCl, 1 l Aqua bidest, 1 ml Tween, pH 7,6
    - K-Puffer: 0,932 g KCl, 0,302 g TRIS, 0,127 g MgCl, 0,25 l Aqua bidest, pH 8,3
- Antikörper und Färbekit:
    - CD20 (M20), Santa Cruz Biotechnology, Inc.
    - CD3-ε (M20), Santa Cruz Biotechnology, Inc.
    - Goat-ABC-Staining-System, Santa Cruz Biotechnology, Inc.
- Tierhaltung und Medikamente:
    - Altromin Standard 1320 Ratte/Maus Haltungsdiät
    - Altromin Standard 1310 Ratte/Maus Zuchtdiät rohfaserreich
    - Isofluran Forene® , Abbott

2.3 Studiendesign

2.3.1 Züchtung

Für den Versuch wurden homozygote eNOS-Knockout-Mäuse (eNOS-/-) verwendet. Sie wurden von Prof. Gödecke, Heinrich-Heine-Universität, Düsseldorf hergestellt. Die eNOS-Deletion befindet sich im Exon 24 und 25 des eNOS-Gens (84). Der Stammhintergrund ist C57BL/6. Diese wurden folgendermaßen mit Wildtyp-Genotypen gekreuzt um heterozygote eNOS-Knockout-Mäuse (eNOS+/-) zu generieren:

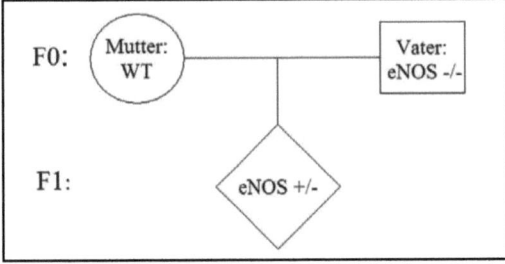

Abbildung 3: Kreuzungsschema der F1-Generation

In der F1-Generation waren alle Nachkommen eNOS+/-. Es wurden daraufhin drei verschiedene Verpaarungen mit der F1-Generation durchgeführt:

- Vater: WT x Mutter: WT
- Vater: WT x Mutter: eNOS+/-
- Vater: eNOS+/- x Mutter: WT

Die Nachkommen dieser F2-Generation sind entweder WT oder eNOS+/-. Für den Versuch wurden nur die WT-Nachkommen berücksichtigt. Diese wurden basierend auf dem Genotyp ihrer Eltern in drei verschiedene Gruppen eingeteilt:

- Gruppe 1: Vater: WT x Mutter: WT
- Gruppe 2: Vater: WT x Mutter: eNOS+/-
- Gruppe 3: Vater: eNOS+/- x Mutter: WT

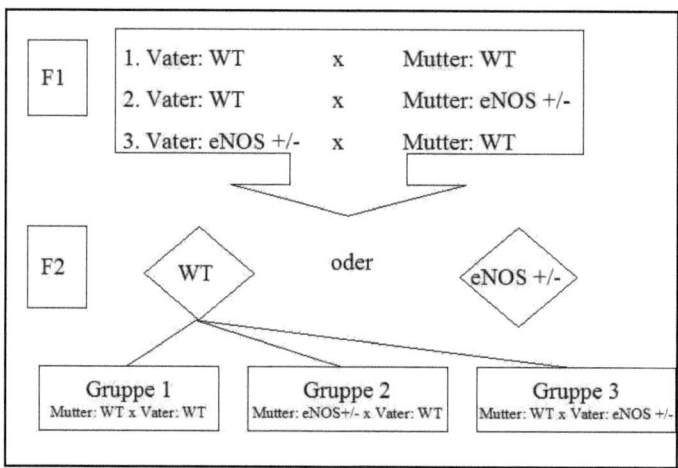

Abbildung 4: Kreuzungsschema der F2-Generation

Die Genotypisierung der F1- und F2-Generation erfolgte im Alter von sechs bis acht Wochen mittels PCR Doppelbestimmung.

2.3.2 Tierhaltung

Die Tierhaltung und alle durchgeführten Versuche erfolgten nach den Regeln des Deutschen Tierschutzgesetzes und wurden am 05.08.2004 von der Senatsverwaltung für Gesundheit und Soziales Berlin mit der Genehmigungsnummer G 0146/04 zugelassen. Die Mäuse wurden unter kontrollierten Umgebungsbedingungen gehalten. Die Temperatur betrug durchgehend 20 °C, die Luftfeuchtigkeit lag konstant bei 46% und die Lichtperiode umfasste 12 Stunden, von 6:00 bis 18:00 Uhr. Pro Käfig wurden maximal sechs Tiere gehalten, Mütter mit Jungtieren wurden separat gehalten. Futter und Wasser wurden den Tieren ad libitum zur Verfügung gestellt. Das verwendete Futter war ein standardisiertes Alleinfuttermittel für Ratten und Mäuse der Firma Altromin. Trächtige und säugende Tiere bekamen vom 7. Tag nach der Verpaarung bis zum Absetzten der Jungtiere nach 28 Tagen post partum Zuchtfutter der Firma Altromin.

2.3.3 Versuchsablauf

Die Studie wurde als 25 Wochen andauernder Tierversuch konzipiert. An der Durchführung dieses umfangreichen Versuchs waren mehrere Parteien beteiligt, die unterschiedliche Fragestellungen bearbeiteten. Der Inhalt dieser Promotion beinhaltet die Mitarbeit am Tierversuch und die Bearbeitung der allgemein erhobenen Daten zum Geburtsgewicht, Wachstum und den Organgewichten. Des Weiteren wird die Milz als Beispielorgan für die Programmierbarkeit immunologischer Organe analysiert. Insgesamt wurden in dem Versuch 138 WT-Nachkommen der drei verschiedenen Verpaarungsmuster eingeschlossen. Zwei Tiere wurden wegen nicht eindeutig bestimmbaren Genotyps ausgeschlossen. Im Verlauf des Versuchs kam es zu einem Ausschluss von weiteren 14 Tieren, die verstarben oder aufgrund ihres schlechten Allgemeinzustandes euthanisiert werden mussten. Die Tiere wurden vom Tag 1 nach ihrer Geburt, bis zu ihrem 40. Lebenstag täglich und ab dem 40. Lebenstag bis zu ihrem Tod in der 25. Lebenswoche wöchentlich gewogen. Der Body-Mass-Index (BMI) und die Thoraxbreite wurden vom 1. bis 13. Lebenstag bestimmt. Mittels Tail-Cuff-Methode wurden Blutdruckmessungen in der 10., 14., 19. und 24. Lebenswoche durchgeführt. Blutentnahmen zur Nüchternglucosebestimmung erfolgten in der 13., 17. und 21. Lebenswoche und das Sammeln von 24h-Urin im Stoffwechselkäfig geschah in der 12., 18. und 23. Lebenswoche. In der 24. Lebenswoche wurde zudem ein intraperitonealer Glucosetoleranztest durchgeführt, bevor die Tiere in der 25. Lebenswoche getötet und ihre Organe zur weiteren histologischen Untersuchung entnommen und gewogen wurden. Den zeitlichen Ablauf des Versuchs gibt Abbildung 5 schematisch wieder.

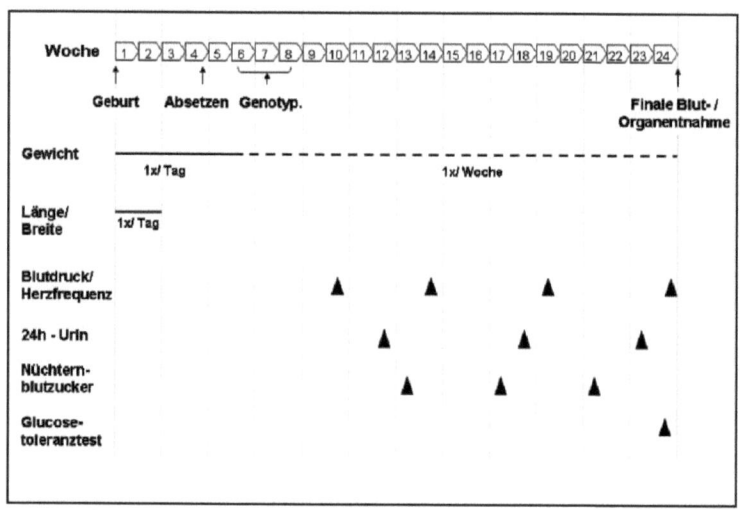

Abbildung 5: Zeitlicher Ablauf des Tierversuchs

2.4 Funktionsmethoden

2.4.1 Genotypisierung

Blutentnahme

Das Blut für die Genotypisierung wurde mittels Punktion des retrobulbären Venenplexus unter Inhalationskurznarkose mit Isofluran gewonnen. Sie erfolgte bei den Eltern- und Jungtieren in der sechsten bis achten Lebenswoche. Die Abnahme erfolgte mit einer Hämatokrit-Kapillare, welche mit Hilfe einer Spritze in mit 0,5 M EDTA beschichteten 1,5 ml Reaktionsgefäßen ausgepustet wurde. Die Reaktionsgefäße wurden beschichtet, indem man sie mit 200 µl EDTA spülte. Das Blut wurde dann fünf Minuten bei 3000 Upm zentrifugiert. Das Plasma wurde abpipettiert und anschließend 50 µl 0,9%-ige NaCl-Lösung zugegeben. Die Proben wurden bis zur Weiterverarbeitung bei -20 °C gelagert.

DNA-Isolierung

50 µl dieser Mischung wurden mit 500 µl TE-Puffer versetzt und gut gemischt. Anschließend wurden die Proben drei Minuten bei 13000 Upm zentrifugiert. Der Überstand wurde verworfen und das Pellet in 500 µl TE-Puffer resuspendiert und erneut eine Minute bei 13000 Upm zentrifugiert. Der Überstand wurde nochmals verworfen. Dieser Vorgang wurde dreimal wiederholt, wobei der letzte Überstand vollständig abpipettiert wurde. In neue sterile Reaktionsgefäße wurde eine K-Puffer/Proteinase K-Lösung angesetzt. Dazu wurden 985µl K-Puffer, 10 µl Proteinase K (100 µg/ml) und 5 µl Tween 20 vermengt. Die gewonnenen Pellets wurden in 100 µl dieser Lösung resuspendiert und mindestens 90 Minuten bei 56 °C inkubiert. Die Reaktion wurde gestoppt durch exakt eine halbe Stunde im Thermoblock bei 95 °C. Anschließend wurden die Proben für fünf bis zehn Minuten auf Eis abgekühlt und bei - 20 °C gelagert.

PCR-Amplifizierung

Für die Genotypisierung der Jungtiere wurde eine DNA-Doppelbestimmung durchgeführt, bei der zum einen das eNOS-WT-Allel direkt nachgewiesen und zum anderen das eNOS-Knockout-Allel mittels NeoR-PCR nachgewiesen wurde. Die NeoR-PCR weist eine im Exon zwölf eingebaute Neomycin-Kassette nach, die das Exon inaktiviert und somit die Synthese eines intakten Proteins verhindert.

Die eNOS-WT-PCR

Der PCR-Ansatz wurde, wie in Tabelle 1 beschrieben, durchgeführt. Die Amplifikation ist in Tabelle 2 beschrieben. Die DNA-Amplifikation erfolgte in 40 Zyklen, bestehend aus der Denaturierung der DNA bei 94 °C und dem Annealing bei 65 °C für jeweils 30 Sekunden, sowie der Elongation bei 72 °C für drei Minuten. Im ersten Zyklus der Amplifikation wurde die Denaturierung der DNA für zwölf Minuten bei 94 °C vorgenommen und beim letzten Zyklus schloss sich noch eine zehnminütige Phase der finalen Extension bei 72 °C an. Das Abkühlen und Lagern bis zur weiteren Verarbeitung geschah bei 10 °C.

Material	Konzentration	Reaktionsmixtur
Aqua ad. Inject.(steril)	-	15,048
10 x PCR Puffer	-	2,2
MgCl2	25 mM	0,44
dNTPs (Mix)	2,5 µM	0,44
eNOS-WT 3 (DD)	10 nmol/l	0,88
eNOS-WT 4 (DD)	10 nmol/l	0,88
Taq DNA Polymerase	5 U/µl	0,132
Template	-	1,98
Total (Summe)		22

Tabelle 1: Das eNOS-WT-PCR-Protokoll

Heizdeckel	105 °C			
Vorlauf	Ein			
Schritt	Temperatur	Zeit	<-	Zyklen
1	94 °C	Pause		
2	94 °C	12 min		
3	65 °C	30 sec		
4	72 °C	3 min		
5	94 °C	30 sec	zu Schritt 3	39x
6	65 °C	30 sec		
7	72 °C	10 min		
8	10 °C	Pause		

Tabelle 2: Das eNOS-WT-PCR-Programm

Die hierfür verwendeten Primer waren:

- eNOS-WT 3 (DD): 5`Agg ACA TAT gTT TgT CTg Cgg 3`
- eNOS-WT 4 (DD): 5`CTg Agg ACT gCA CCT gTT CA3`

Die NeoR-PCR

Der PCR-Ansatz wurde, wie in Tabelle 3 beschrieben, durchgeführt. Die Amplifikation ist in Tabelle 4 beschrieben. Die DNA Amplifikation erfolgte in 40 Zyklen, bestehend aus der Denaturierung der DNA bei 94 °C, dem Annealing bei 64 °C und der Elongation bei 72 °C für jeweils immer 30 Sekunden. Im ersten Zyklus der Amplifikation wurde die Denaturierung der DNA für sechs Minuten bei 94 °C vorgenommen und beim letzten Zyklus schloss sich noch eine zehnminütige Phase der finalen Extension an. Das Abkühlen und Lagern bis zur weiteren Verarbeitung geschah bei 10°C.

Material	Konzentration	Reaktionsmixtur
Aqua ad. inject.(steril)	-	13,728
10 x PCR Puffer	-	2,2
MgCl2	25 mM	1,76
dNTPs (Mix)	2,5 µM	0,44
NeoR2 ase	10 nmol/l	0,88
NeoR2 se	10 nmol/l	0,88
Taq DNA Polymerase	5 U/µl	0,132
Template	-	1,98
Total (Summe)		22

Tabelle 3: Das NeoR-PCR-Protokoll

Heizdeckel	105 °C			
Vorlauf	ein			
Schritt	Temperatur	Zeit	<-	Zyklen
1	94 °C	Pause		
2	94 °C	6 min		
3	64 °C	30 sec		
4	72 °C	30 sec		
5	94 °C	30 sec	zu Schritt 3	39x
6	64 °C	30 sec		
7	72 °C	10 min		
8	10 °C	Pause		

Tabelle 4: Das NeoR PCR Programm

Die hierfür verwendeten Primer waren:

- NeoR2 ase: 5`ACA AgA CCg gCT TCC ATC Cg3`
- NeoR2 se: 5`TTg TCA AgA CCg ACC TgT CC 3`

Agarose-Gelelektrophorese

Das PCR-Produkt wurde auf ein 1,5%-iges Agarose-Gel aufgetragen und einer Elektrophorese bei 100 V, 250 mA für ca. 30 Minuten unterzogen. Anschließend wurde es mit 0,05% (0,5µg/ml) Ethidiumbromid gefärbt und mittels Transilluminator durch UV-Licht sichtbar gemacht. Die Produktgröße der eNOS-WT-PCR liegt bei 900 bp und die der NeoR-PCR bei 275 bp. Ist in der eNOS-WT-PCR nur eine Bande zu sehen, so handelt es sich um einen WT. Ist nur eine Bande in der NeoR-PCR zu sehen, so liegt ein eNOS-/- vor. Sind in beiden PCR Produkten Banden zu sehen ist der Genotyp eNOS+/-.

2.4.2 Bestimmung der Körpermaße

Für die Thoraxbreite wurde mittels Messschieber der Abstand der unteren Rippenbögen zueinander bestimmt. Für die Bestimmung des BMI wurde neben dem Körpergewicht auch die Körperlänge ermittelt. Dafür wurde der Abstand von der Nasenwurzel bis zur Schwanzwurzel mit dem Maßband gemessen. Für den BMI wurde folgende Formel verwendet:

$$BMI = \frac{Körpergewicht\ (g)}{(Körpergröße\ (m)\ )^2}$$

2.4.3 Nicht-invasive Pulsfrequenz- und Blutdruckmessung

Die Messung des systolischen Blutdrucks und des Pulses erfolgte mittels nicht-invasiver Tail-Cuff-Plethysmographie der Schwanzarterie. Dazu wurden die Tiere in einer größenadaptierbaren Plexiglasröhre auf einer Wärmeplatte bei 37,3 °C fixiert. Die Blutdruckmanschette wurde an die Schwanzwurzel angelegt und direkt dahinter ein piezoelektrischer Pulsmesser angebracht. Die Pulsmessung zur Ermittlung der Herzfrequenz wurde frühestens nach 10-minütiger Eingewöhnungszeit, also bei ruhigem Tier mit stabiler Pulsamplitude durch kontinuierliche Mittelwertbildung aufgezeichnet. Im Anschluss daran wurde mit der Druckmanschette der systolische Blutdruck gemessen. Pro Tier wurden mindestens 4 Messungen des Blutdrucks und der Herzfrequenz im Abstand von mindestens 30 Sekunden durchgeführt, um verlässliche Mittelwerte zu bekommen. Die Tiere wurden einmal, mindestens einen Tag vor der eigentlichen Messung trainiert. Die Messung erfolgte immer zur gleichen Tageszeit um zirkadiane Schwankungen zu minimieren. Sie wurden mit der Druck-Puls-Messeinheit PowerLab 4SP der Firma AD Instruments, Inc. erhoben und computergestützt mit dem Softwareprogramm Chart and Scope for Windows version 4.1 von AD instruments, Inc. ausgewertet.

2.4.4 Untersuchungen im Stoffwechselkäfig

Für die Gewinnung von 24h-Urin wurden die Tiere für 24 Stunden in einen Stoffwechselkäfig gesetzt. Die Tiere hatten während dieser Zeit Zugang zu Wasser. Die Menge der aufgenommenen Flüssigkeit wurde durch Wiegen des zur Verfügung gestellten Wassers vor Beginn und am Ende des Käfigaufenthaltes, sowie durch das Wiegen des Tieres zu Versuchsbeginn und -ende bestimmt. Der während dieser Zeit abgesetzte Urin wurde gesammelt und zur Bestimmung renaler Parameter verwendet. Direkt im Anschluss an den Aufenthalt im Stoffwechselkäfig wurde den Tieren Blut für weitere Stoffwechseldiagnostik entnommen, wie in Kapitel 2.4.1 beschrieben.

2.4.5 Intraperitonealer Glucosetoleranztest

Der Glucosetoleranztest wurde in der 25. Lebenswoche durchgeführt. Hierfür wurden die Tiere mit Isofluran narkotisiert. Die Blutentnahmen erfolgten zum Zeitpunkt null, sowie 30, 60 und 120 Minuten nach der intraperitonealen Applikation der Glucoselösung. Die standardisierte Glucoselösung wurde gewichtsadaptiert in einer Dosierung von 0,02 ml/g Körpergewicht eingesetzt. Die Glukosebestimmung in den gewonnen Blutproben erfolgte durch einen gekoppelten optisch-enzymatischen Test nach der GOD-PAP-Methode. Hierfür wurde der Dr. Lange Test LCN 300/400 der Firma Dr. Lange verwendet.

2.4.6 Organentnahme

Die Tötung der Tiere erfolgte in der 25. Lebenswoche durch Streckung unter Isoflurannarkose. Zur weiteren histologischen Aufarbeitung erfolgte die Entnahme der Organe. Die zeitliche Reihenfolge der Entnahme war hierbei folgende: Herz, Lunge, Leber, Milz, Pankreas, Nieren, thorakale Aorta, abdominale Aorta. Die Organe wurden sofort nach ihrer Entnahme gewogen.

2.5 Histologische Methoden

2.5.1 Fixierung des Gewebes

Um die nach der Entnahme auftretende Auto- und Heterolyse des Gewebes aufzuhalten, wurden die entnommenen Organe sofort für 24 Stunden in 4%-iger Formalin-PBS-Lösung fixiert. Das Formaldehyd (HCHO) bewirkt eine Vernetzung der Eiweiße durch Bildung von Methylenbrücken zwischen den freien Aminogruppen der Proteine und stabilisiert dadurch die Gewebsstruktur.

2.5.2 Paraffineinbettung des Gewebes

Um die geringe Schnittdicke im µm-Bereich zu erreichen, muss das Gewebe eine hohe Härte aufweisen. Dies wird durch die Einbettung in Paraffin erreicht. Vorraussetzung für das vollständige Durchtränken des Gewebes mit Paraffin ist die vorherige Entwässerung, die mit einer aufsteigenden Alkoholreihe durchgeführt wurde. Die Präparate wurden hierfür jeweils eine Stunde in 70%-igem, 80%-igem, zweimal in 96%-igem und zweimal in 100%-igem Ethanol entwässert und anschließend zweimal für jeweils vier Stunden in Xylol überführt. Das Xylol wird als Intermedium benötigt, da der im Gewebe verbleibende Alkohol mit Paraffin nicht mischbar ist. Anschließend wurden die Präparate für eine Stunde in reines geschmolzenes Paraffin bei 56 °C gegeben und danach für weitere zwei Stunden in ein zweites Paraffinbad überführt. Alle diese Schritte wurden automatisch über Nacht im Gewebeeinbettautomat Shandon Citadel 1000 der Firma Thermo Electron Corporation durchgeführt. Das Einbetten in die Histokassetten geschah anschließend am Paraffinautomaten Microm EC-350 der Firma Thermo Scientific und das Aushärten der Präparate auf der Kühlplatte Microm EC-351 selbiger Firma.

2.5.3 Herstellung der Gewebsschnitte

Das in Paraffin eingebettete Gewebe wurde mit einem Rotationsmikrotom RM 2025 der Firma Leica in drei Micrometer dicke Gewebsschnitte geschnitten und auf silanisierte Objektträger aufgezogen. Für die Silanisierung wurden die Objektträger zuerst für fünf Minuten in Aceton und anschließend für fünf Minuten in 2%-ige 3-Aminopropyltriethoxysilan-Aceton-Lösung getaucht. Nach kurzer Spülung mit Aqua dest. wurden sie bei 60 °C im Wärmeschrank getrocknet. Die Silanisierung dient zur besseren Fixierung der Schnitte auf den Objektträgern und verhindert dadurch eine Ablösung des Gewebes vom Objektträger während des Färbevorgangs.

2.5.4 Histologische Färbungen

Die Vorbereitung der histologischen Gewebsschnitte für die verschiedenen Färbungen ist vom Prinzip her für alle Färbungen gleich. Zuerst wurden die Präparate zweimal für fünf Minuten in Xylol entparaffiniert und anschließend in einer absteigenden Alkoholreihe, jeweils zwei Minuten in 100%-igem, 95%-igem, 80%-igem und 70%-igem Ethanol bewässert. Das Gewebe ist nun für verschiedene wasserlösliche Färbungen zugänglich. Nach dem jeweiligen Färbeschritt, bei dem die erwünschten Strukturen dargestellt werden, erfolgt die Entwässerung der Präparate in der aufsteigenden Alkoholreihe jeweils für ein kurzes Eintauchen in 70%-igem und 80%-igem Ethanol und jeweils zwei Minuten in 95%-igem und 100%-igem Ethanol mit anschließender Überführung in das Intermedium Xylol. Bis zum Eindecken mit dem Schnelleinschlussmittel DePex wurden die Präparate im Intermedium Xylol belassen. Für die histologische Untersuchung der Milz wurden zwei Färbungen angefertigt:

1. Hämatoxylin-Eosin-Färbung (HE) für die Bestimmung des Anteils der weißen Pulpa an der Gesamtfläche und für die Bestimmung des Kapseldurchmessers
2. Sirius-Red-Färbung für die Bestimmung der interstitiellen Fibrose

Hämatoxylin-Eosin-Färbung

Die HE-Färbung ist eine der gängigsten Übersichtsfärbungen, die aus einer blauen Kern- und einer roten Plasmafärbung besteht. Hierbei bindet das basische Hämalaun an die basophilen Nucleinsäuren der Zellkerne und färbt diese blau an. Aber auch andere basophile Strukturen wie z. B. das Endoplasmatische Retikulum, Muzine und bestimmte Sekretgranula werden angefärbt. Das saure Eosin hingegen bindet an azidophile Strukturen wie z. B. Zellplasmaproteine und Kollagen und färbt diese rot an. Vor der Durchführung der HE-Färbung wurden die Gewebsschnitte zuerst entparaffiniert und bewässert. Danach wurden sie für vier Minuten mit Mayers Hämalaunlösung gefärbt und unter fließendem Leitungswasser für drei Minuten gebläut. Zur besseren Differenzierung wurden sie daraufhin für einen kurzen Moment in 1%-ige HCL-Ethanol-Lösung getaucht und danach wieder im Leitungswasser für sieben Minuten gebläut. Hierauf erfolgte für vier Minuten die Plasmafärbung mit Eosin. Nach kurzem Spülen der Schnitte mit Aqua dest. wurden sie entwässert und luftfrei eingedeckt.

Sirius-Red-Färbung

Zur Darstellung von Kollagen im Gewebe ist die Sirius-Red-Färbung hervorragend geeignet. Die Färbereaktion beruht auf der Bindung der Sulfongruppen des Farbstoffs an die basischen Aminogruppen von Lysin und Hydroxylysin, sowie an die Guanidinogruppe des Arginins bei niedrigem pH-Wert. Damit wird Kollagen sehr spezifisch rot angefärbt und kann quantifiziert werden. Der Rest des Gewebes erscheint gelb. Die Präparate wurden zuerst entparaffiniert und entwässert und dann für eine Stunde in 0,1%-iger Sirius-Red-Pikrinsäurelösung mit einem pH-Wert von 2-3 getaucht. Anschließend wurden sie kurz in 0,01 M HCL-Ethanol-Lösung gespült. Danach wurden sie entwässert, eingedeckt und lichtgeschützt bis zur Auswertung aufbewahrt.

2.5.5 Immunhistochemische Färbungen

Zur spezifischen Anfärbung einzelner Zellpopulationen im Gewebe ist die Immunhistochemie eine sehr gute Methode. Bei dieser Methode wird ein mono- oder polyklonaler Antikörper verwendet, der aus einer Tierspezies gewonnen wird, welche zuvor mit dem gewünschten zu detektierenden Antigen immunisiert worden war. Dieser sogenannte Primärantikörper bindet, auf das Gewebe aufgebracht, relativ spezifisch an dieses bestimmte Antigen und kann mit Hilfe eines Sekundärantikörpers und eventuell eines Tertiärantikörpers mit verschiedenen Visualisierungssystemen sichtbar gemacht werden. Dadurch werden Strukturen im Idealfall so spezifisch angefärbt, wie das gewählte Antigen spezifisch für die Struktur ist. Um den Anteil der T- und B-Lymphozyten in der Milz zu bestimmen, wurden zwei Immunhistochemische Färbungen durchgeführt:

1. CD20-Färbung zur Darstellung der B-Lymphozyten
2. CD3-Färbung zur Darstellung der T-Lymphozyten

CD20 ist ein Oberflächenantigen, das fast ausschließlich auf B-Lymphozyten vorkommt und somit sehr spezifisch für diese Zellpopulation ist. Es besteht aus vier Transmembrandomänen und hat einen zytoplasmatischen N- und C-Terminus. CD3 hingegen ist Bestandteil des T-Zellrezeptors und kommt somit auf allen T-Lymphozyten vor. Der CD3-Komplex besteht aus fünf unveränderlichen Polypeptid Ketten, die drei verschiedene Dimere ausbilden. Ein Heterodimer bestehend aus einer γ- und einer ϵ-Kette, ein weiteres Heterodimer bestehend aus einer δ- und einer ϵ-Kette und ein Homodimer bestehend aus zwei ζ-Ketten oder einem Heterodimer bestehend aus einer ζ- und einer η-Kette. Die verwendeten Primärantikörper CD20 (M20) und CD3-ϵ (M20) der Firma Santa Cruz Biotechnology, Inc. sind aufgereinigte polyklonale Antikörper, die aus der Ziege gewonnen wurden. CD20 (M20) ist gegen ein Peptid (M20) am C-Terminus des CD20-Moleküls der Maus gerichtet. CD3-ε (M20) erkennt hingegen den C-Terminus der ε-Kette des CD3-Komplexes der Maus. Die Visualisierung des Primärantikörpers wurde mit der Avidin-Biotin-Methode mit dem Färbekit Goat-ABC-Staining-System der Firma Santa Cruz Biotechnology, Inc. für Primärantikörper aus der Ziege vorgenommen. Diese Visualisierungsmethode basiert auf der Fähigkeit des Avidins, vier Moleküle des Vitamins Biotin physikalisch zu binden. Hierbei wird ein gegen das FC-Fragment des Primärantikörpers gerichteter biotinylierter Sekundärantikörper verwendet, an den der später zugegebene mit Peroxidase konjugierte Avidin-Biotin-Komplex binden kann. Das Enzym Peroxidase, und damit indirekt das Antigen, kann nun mit Hilfe eines Chromogens sichtbar gemacht werden.

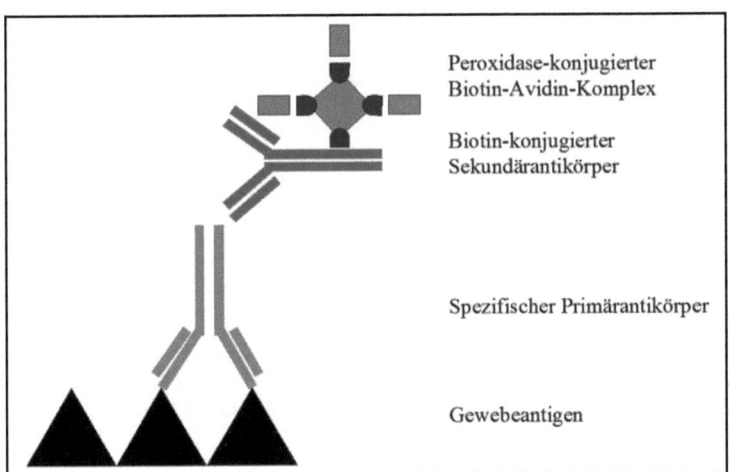

Abbildung 6: Darstellung Immunhistochemie nach Avidin-Biotin-Methode

Vorbereitung der Gewebsschnitte

Die Vorbereitung der Gewebsschnitte für die Immunhistochemischen Färbungen verläuft im Prinzip ähnlich wie bei den gewöhnlichen histologischen Färbungen. Je nach Art des gewählten Antikörpers gibt es jedoch weitere Schritte, die nötig werden, um ein optimales Färbeergebnis zu erreichen. Die Entparaffinierung der Gewebsschnitte geschah zweimal für jeweils drei Minuten im Xylolbad und in einer sich daran anschließenden 50%-igen Xylol-Ethanol-Lösung für drei Minuten. Die Bewässerung der Schnitte erfolgte, wie schon beschrieben, in einer absteigenden

Alkoholreihe für jeweils zwei Minuten in 100%-igem, 95%-igem, 80%-igem und 70%-igem Ethanol.

Demaskierung des Antigens

Bei der Fixierung des Gewebes mit Formalin können sich Aldehydvernetzungen ausbilden, die oftmals die Struktur der Proteine verändern. Dadurch wird das für die Färbung gewählte Antigen maskiert, d. h. der eingesetzte Antikörper kann an das Antigen nicht binden. Um diese Maskierung aufzuheben, ist eine weitere Vorbehandlung nötig. Die Demaskierung des Antigens kann entweder auf enzymatische Art oder hitzeinduziert erfolgen. Welche Methode verwendet wird, hängt von der Art des Antigens und des Antikörpers ab und muss für jeden Antikörper experimentell bestimmt werden. Für die in diesem Versuch verwendeten Antikörper eignete sich die hitzeinduzierte Demaskierung am besten. Dazu wurden die Gewebsschnitte nach kurzem Spülen in Aqua dest. für 20 Minuten in Tris/EDTA-Puffer mit einem pH-Wert von 9 in einem Küchendampfgarer gekocht. Der Dampfgarer eignet sich hierfür besonders gut, da er die Siedetemperatur von Wasser konstant hält, starkes Kochen und Brodeln, welche das Gewebe beschädigen können, jedoch verhindert. Anschließend wurden die Gewebsschnitte für 20 Minuten im kalten Wasserbad auf Raumtemperatur gekühlt.

Blockieren mit Normalserum

Ein generelles Problem der Immunhistochemie ist die unspezifische Anfärbung von Proteinen und hydrophoben Strukturen wie Membrane und Fettgewebe durch die verwendeten Antikörper. Der nun folgende Schritt dient zur Absättigung der elektrostatischen Ladungen der Proteine im Gewebe und verhindert dadurch die unspezifische Anfärbung des Gewebes durch den Primärantikörper. Dazu wird ein Normalserum benutzt, das aus einer Tierspezies gewonnen wurde, die nicht mit dem zu detektierenden Antigen immunisiert wurde. Am besten geeignet ist ein Serum, das aus der gleichen Tierspezies stammt wie der später verwendete Sekundärantikörper. Dadurch entstehen beim späteren Einsatz des Sekundärantikörpers ebenfalls weniger unspezifische Hintergrundanfärbungen. Das von mir verwendete Normalserum stammt wie der Sekundärantikörper aus dem Esel. Nach kurzem Spülen in Aqua dest. wurden die Gewebsschnitte für 1 Stunde in 1,5%-igem Normalserum in einer Feuchtkammer inkubiert. Die Feuchtkammer ist eine abdichtbare Kammer, die mit feuchten Tüchern ausgelegt ist und somit ein Austrocknen der Schnitte auch bei langen Inkubationszeiten verhindert.

Primärantikörper

Nach kurzem Spülen in Aqua dest. und in TBS erfolgte das Auftragen der Primärantikörper. Die Primärantikörper wurden im Verhältnis 1:200 mit 1,5%-igem Normalserum in TBS verdünnt, verwendet. Die Inkubation erfolgte bei CD20 (M20) für zwei Stunden und bei CD3-ε (M20) für 90 Minuten in der Feuchtkammer bei Raumtemperatur.

Blockieren der endogenen Peroxidase

Nach gründlichem Spülen in TBS für dreimal drei Minuten, um überschüssige ungebundene Antikörper zu entfernen, erfolgte das Blockieren der im Gewebe vorhandenen endogenen Peroxidase mit 10%-igem Wasserstoffperoxid (H_2O_2) für 20 Minuten. Dieser Schritt ist notwendig, da es ansonsten bei der späteren Umsetzung des Chromogens durch die an den Avidin-Biotin-Komplex gebundene Peroxidase zu falsch-positiven Ergebnissen kommt.

Visualisierung des Primärantikörpers

Nach dreimaligem Spülen in TBS für jeweils drei Minuten erfolgte die Inkubation mit dem biotinyliertem Sekundärantikörper aus dem Esel für 40 Minuten bei Raumtemperatur. Überschüssige Antikörper wurden durch Spülen in TBS für dreimal drei Minuten entfernt und es folgte eine 30-minütige Inkubation mit dem Avidin-Biotin-Peroxidase-Komplex. Nach dreimaligem gründlichem Spülen in TBS für jeweils drei Minuten wurden die Gewebsschnitte für fünf Minuten mit dem Peroxidasesubstrat und DAB Chromogen inkubiert, bevor sie nach kurzem Spülen in Aqua dest. und TBS durch die aufsteigende Alkoholreihe für jeweils eine Minute in 70%-igem, 80%-igem, 90%-igem und für zwei Minuten in 100%-igem Ethanol entwässert und nach Überführung in Xylol zweimal für jeweils zwei Minuten mit DePex luftfrei eingedeckt wurden.

2.6 Auswertung

2.6.1 Bestimmung des Wachstumsverlaufs

Zur Beurteilung des Wachstums wurden die während des 25-wöchigen Versuchs erhobenen Körpergewichte verwendet. Weiterhin wurde die vom 1. bis 13. Lebenstag erhobene Thoraxbreite und der errechnete BMI als biometrische Maße für das Wachstum in diesem Zeitraum herangezogen.

2.6.2 Auswertung der HE-Färbung

Die angefertigten HE-Schnitte wurden mit einem Olympus BH2 Mikroskop bei 100-facher Vergrößerung mit einer CFW-1310C Kamera der Firma Scion Corporation komplett fotografiert, pro Gewebsschnitt wurden zwischen 7 und 20 Bilder gemacht. Die Bilder wurden auf einem Power Macintosh 7500/100 der Firma Apple Macintosh gespeichert und anschließend mit Hilfe des Computerprogramms ImageJ 1.37v und einem Notebook der Serie Compaq nx6110 der Firma Hewlett-Packard weiter bearbeitet. Bei 50%-igem Zoom wurde durch das Umfahren mit einer Computermaus zuerst die Gesamtfläche des Schnittes bestimmt und anschließend die Teilflächen, welche der weißen Pulpa zuzuordnen waren. Die Summe der Teilflächen der weißen Pulpa wurde durch die Gesamtfläche geteilt und somit der Anteil der weißen Pulpa an der Gesamtfläche bestimmt. Anschließend wurde bei 300%-igem Zoom an zehn zufällig ausgewählten Stellen der Durchmesser der Kapsel der Milz mit einem Cursor ausgemessen und der Mittelwert der Messergebnisse gebildet.

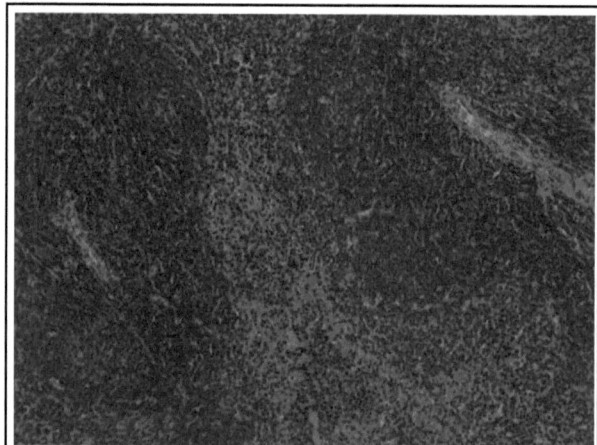

Abbildung 7: HE-Färbung der Milz (100fach vergrößert)

2.6.3 Auswertung der Sirius-Red-Färbung

Die Sirius-Red-Schnitte wurden mit einem Olympus BH2 Mikroskop bei 400-facher Vergrößerung mit einer CFW-1310C Digitalkamera der Firma Scion Corporation fotografiert. Für jedes Präparat wurden zwischen 5 und 30 Gesichtsfelder ausgewertet. Beim Fotografieren war es besonders wichtig, keine Gefäße oder Trabekel aufzunehmen, da diese aufgrund ihres Kollagenanteils die Quantifizierung der interstitiellen Fibrose verfälscht hätten. Außerdem wurde darauf geachtet,

Originalbild 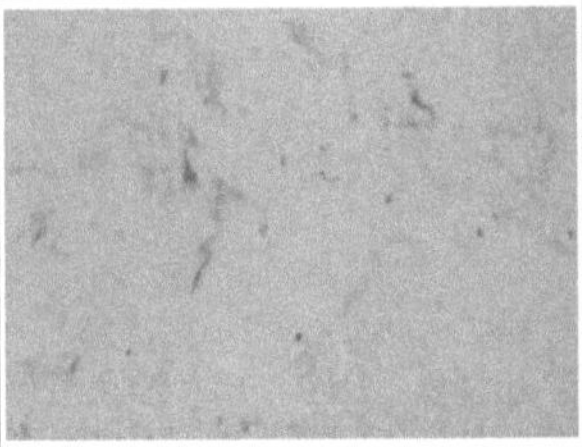	Schwarzweißbild 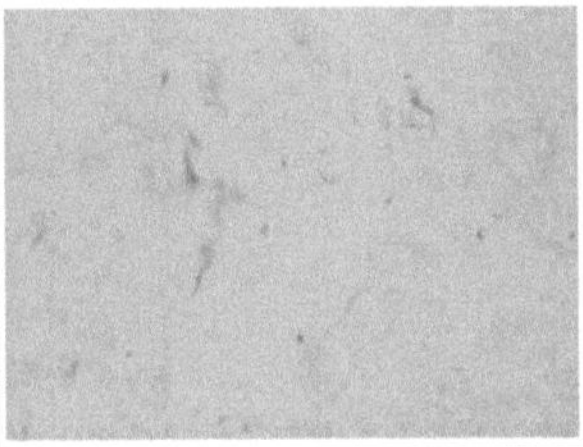	Schwellenwert Fibrose 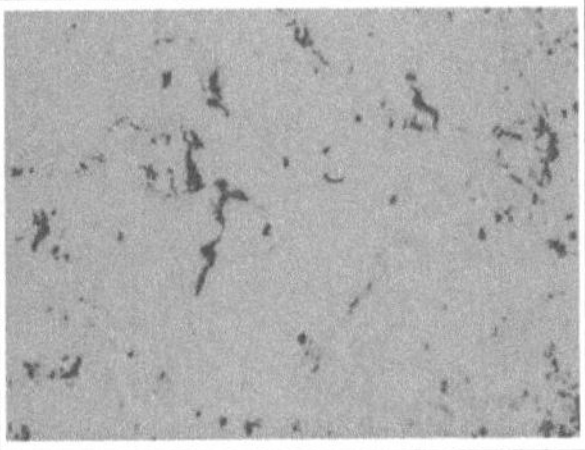

Abbildung 8: Darstellung des Auswertungsverfahrens der Sirius-Red-Färbung Prozess zur Ermittlung der Schwellenwerte: Umwandlung von Originalbild zu Schwarzweißbild und Festlegung eines Schwellenwertes für die Intensität.

dass die Lichtintensität durchgehend konstant war, um einen Vergleich der Bilder untereinander später zu gewährleisten. Die Auswertung der Bilder wurde mit dem Programm ImageJ 1.37v und dem in Kapitel 2.6.2 erwähnten Notebook vorgenommen. Dazu wurde das Originalbild mit Hilfe der Software in ein Schwarzweißbild verwandelt. Die Festlegung der Graustufen orientierte sich an den Pixelintensitäten des Originalbildes. Die nun schwarzen Bereiche entsprachen den vormals roten fibrotischen Arealen. Um die Fläche der fibrotischen Areale zu bestimmen, wurde ein Schwellenwert gebildet und im Vergleich zum Originalbild angepasst. Ein zweiter Schwellenwert war nötig um die Gesamtfläche zu erfassen und ein dritter Schwellenwert wurde gebildet um Artefakte im Gewebe nicht miteinzubeziehen. Die Fläche der interstitiellen Fibrose wurde nach folgender Formel bestimmt:

$$Fläche_{int\,erstitielle\,Fibrose} = \frac{Fläche_{Fibrose} - Fläche_{Artefakt}}{Fläche_{Gesamt} - Fläche_{Artefakt}}$$

2.6.5 Auswertung der CD20- und CD3-Färbung

Die immunhistochemischen Färbungen wurden bei 200-facher Vergrößerung mit einer CFW-1310C Digitalkamera der Firma Scion Corporation bei konstanten Lichtverhältnissen fotografiert und ebenfalls mit dem Programm ImageJ 1.37v bearbeitet. Es wurden insgesamt zwischen 5 und 30 Gesichtsfelder pro Präparat ausgewertet. Das Originalbild wurde wiederum auf Basis der Pixelintensitäten in ein Schwarzweißbild verwandelt. Die im Originalbild braunen CD20- bzw. CD3-positiven Areale entsprachen nun schwarzen Arealen. Für diese Bereiche wurde ein Schwellenwert festgelegt, sowie ein weiterer Schwellenwert für die Gesamtfläche und noch ein weiterer für Gewebsartefakte. Es wurde somit die Fläche erfasst, die durch die Visualisierung des gegen CD3 bzw. CD20 gerichteten membranös bindenden Antikörpers angefärbt wurde. Diese Fläche wurde als indirektes Maß für die Quantifizierung der B- bzw. T-Lymphozyten herangezogen.

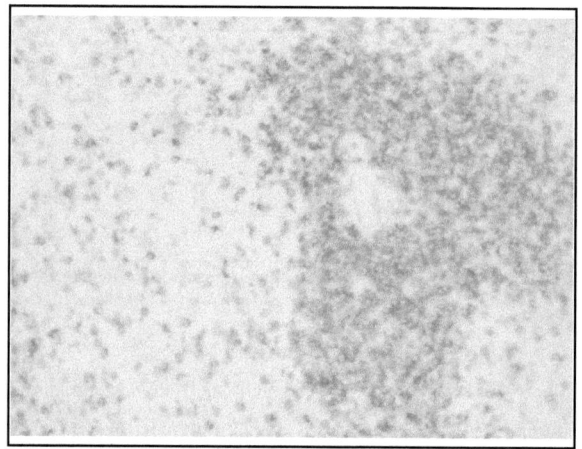

Abbildung 9: CD3-Färbung der Milz (200fach vergrößert)

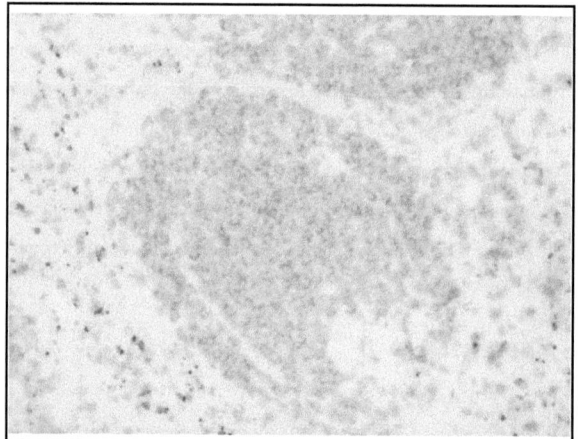

Abbildung 10: CD20-Färbung der Milz (200fach vergrößert)

Dies ist eine akzeptable Methode, weil es bei der Quantifizierung dieser Zellen nicht um absolute Werte, sondern um den relativen Anteil im Vergleich der drei Versuchsgruppen untereinander ging. Die Anteile der CD20- und CD3-positiven Areale wurde mit folgenden Formeln bestimmt:

$$Fläche_{CD20} = \frac{Fläche_{D20} - Fläche_{Artefakt}}{Fläche_{Gesamt} - Fläche_{Artefakt}}$$

$$Fläche_{CD3} = \frac{Fläche_{D3} - Fläche_{Artefakt}}{Fläche_{Gesamt} - Fläche_{Artefakt}}$$

2.7 Statistik

Die statistische Auswertung der Daten erfolgte mit dem Programm SPSS für Windows in der Version 16.0. Für die Analyse der Nullhypothese bei mehr als zwei Gruppen wurde der Kruskal-Wallis-Test benutzt. Bei signifikanten Unterschieden wurde zur genaueren Differenzierung dieser der Man-Whitney-U-Test angewendet. Ein Ergebnis wurde als signifikant gewertet, wenn die Irrtumswahrscheinlichkeit $p < 0{,}05$ war. Für die Diagramme und Tabellen wurden jeweils die Mittelwerte der Gruppen +/- Standardfehler verwendet.

3 ERGEBNISSE

Das folgende Kapitel stellt die Ergebnisse des durchgeführten Tierexperiments nach ihrer statistischen Verifizierung vor. Es wurden drei Gruppen von Wildtypmäusen untersucht, die jeweils einer anderen Verpaarung mit WT und/oder eNOS+/- Elterntieren entstammten:

- Gruppe 1: Vater WT x Mutter WT
- Gruppe 2: Vater WT x Mutter eNOS+/-
- Gruppe 3: Vater eNOS+/- x Mutter WT

Der Genostatus sämtlicher Tiere wurde durch PCR Doppelbestimmung festgestellt. Bei allen drei Gruppen wurden allgemeine Daten wie Körpergewicht im Verlauf von Tag 1 nach Geburt bis Tag 140 der Tötung, Thoraxbreite und BMI von Tag 1 bis Tag 13, sowie die Organgewichte der nach Tötung entnommenen Organe erhoben. Weitere vorgestellte Ergebnisse beziehen sich auf den Schwerpunkt dieser Arbeit, der Untersuchung der Milz als Beispielorgan für die intrauterine Programmierbarkeit immunologischer Organe und zellulärer Komponenten. Hierbei steht vor allem die Histologie der Milz im Vordergrund. Andere Ergebnisse, die während des Versuchs erhoben wurden, wie z. B. die Ergebnisse der Blutdruckmessungen oder der Urinuntersuchungen oder des Glucosestoffwechsels sind nicht Bestandteil dieser Promotion und werden hier nicht weiter vorgestellt.

3.1 Geburtsgewicht

Als Geburtsgewicht wurde aus praktischen Gründen, das Gewicht der Tiere am 1. Lebenstag herangezogen. Bei den Geburtsgewichten zeigten sich keine Unterschiede zwischen Gruppe 1 (Vater WT x Mutter WT) und der Gruppe 3 (Vater eNOS+/- x Mutter WT). Tiere der Gruppe 2 (Vater WT x Mutter eNOS+/-) waren hingegen signifikant (p<0,05) leichter im Vergleich zu Gruppe 1 und 3. Beim Betrachten der Gruppen unter Berücksichtigung des Geschlechts zeigte sich dieses Ergebnis ebenfalls bei den männlichen Tieren, wohingegen es keinen signifikanten Gewichtsunterschiede bei den weiblichen Tieren gab.

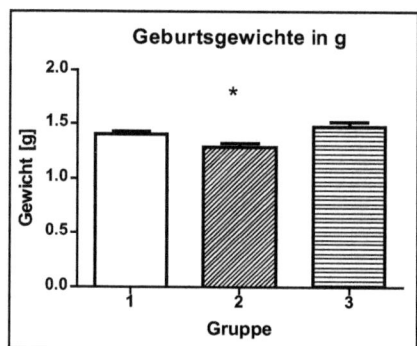 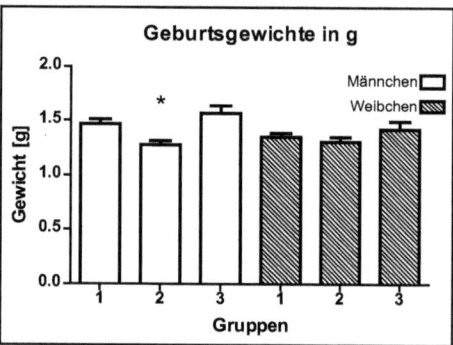

Abbildung 11: Geburtsgewichte der Gruppen   Abbildung 12: Geschlechtsspezifische Geburtsgewichte

* signifikante Abweichung bei Gruppe 2 bzw. Gruppe 2 Männchen gegenüber anderen Gruppen bzw. männlichen Gruppen

3.2 Wachstumsverlauf

3.2.1 Gewichtszunahme

Zur Erstellung der Wachstumskurven wurden die zu verschiedenen Zeitpunkten erhobenen Körpergewichte der Tiere (erster bis 40. Lebenstag täglich, 40. bis 140. Lebenstag wöchentlich) herangezogen. Die statistische Auswertung erfolgte als Vergleich dieser Werte zu jedem Zeitpunkt. Allgemein wird die Wachstumsphase durch eine kurzfristige Stagnation des Wachstums in der dritten und vierten Lebenswoche unterbrochen. Dieses Phänomen zeigt sich bei allen Gruppen und ist geschlechtsunabhängig. Erklärbar ist dies durch das sogenannte „Weaning", welches die Futterumstellung von der Muttermilch auf feste Nahrung beschreibt. Spätestens nach dem Absetzen der Jungtiere am 28. Lebenstag ist dieser Effekt nicht mehr zu sehen. Bei den Geburtsgewichten fiel auf, dass Tiere der Gruppe 2 (Vater WT x Mutter eNOS+/-) leichter zur Welt kamen als ihre Artgenossen der Gruppen 1 (Vater WT x Mutter WT) und 3 (Vater eNOS+/- x Mutter WT). Ausgehend von diesen Geburtsgewichten zeigte sich bei der Gruppe 2 ein aufholendes Wachstum. Ab dem vierten Lebenstag unterschieden sich die Gewichte der Tiere aller Gruppen nicht mehr signifikant voneinander, wobei sich das Gewicht der Tiere der Gruppe 2 im Verlauf eher dem Gewicht der Tiere der Gruppe 1 immer weiter annäherte.

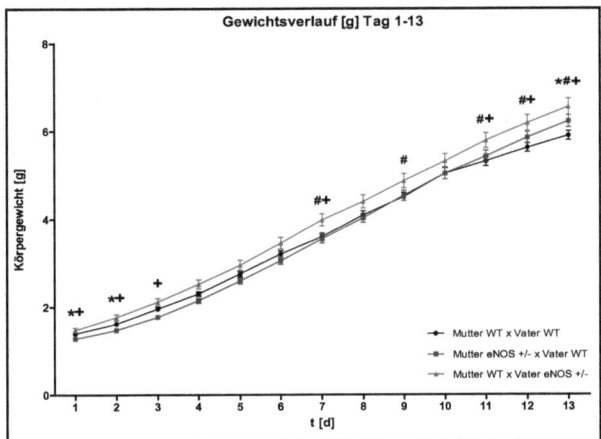

Abbildung 13: Gewichtsverlauf Tag 1-13
* Gruppe 1 signifikant vs. Gruppe 2,
+ Gruppe 2 signifikant vs. Gruppe 3,
# Gruppe 1 signifikant vs. Gruppe 3

Ab dem 13. Lebenstag waren die Tiere der Gruppe 2 signifikant ($p<0,05$) schwerer als die der Gruppe 1. Es kommt kurz zuvor zu einer Überkreuzung der Wachstumskurven jener beiden Gruppen. Von Tag 13 bis Tag 32 waren die Tiere der Gruppe 2 dann sogar signifikant ($p<0,05$) schwerer als die Tiere der Gruppe 1. Einen ähnlichen Wachstumsverlauf zeigten die Tiere der Gruppe 3. Bei Anfangs normalem Geburtsgewicht zeigten sie im Verlauf eine überdurchschnittliche Gewichtszunahme. Am 7. und 9. sowie zwischen dem 11. und 34. Lebenstag waren diese Tiere verglichen mit Kontrolltieren der Gruppe 1 signifikant schwerer. Zwischen den beiden Gruppen mit heterozygoten eNOS-Elterntieren bestanden zwischen dem 1. und 3. Lebenstag, sowie am 7., 11., 12. und 13. Lebenstag signifikante Unterschiede. Die Tiere der Gruppe 2 waren dabei stets signifikant leichter.

Im weiteren Wachstumsverlauf über den 40. Lebenstag hinaus zeigten sich keine signifikanten Unterschiede mehr zwischen den Gruppen. Augenfällig ist jedoch, dass die Tiere der Gruppe 2, welche bei Geburt die leichtesten Tiere darstellten, ab dem 42. Lebenstag, wenn auch nicht signifikant, zu den schwersten Tieren gehörten. Weiterhin zeigt sich, dass die Tiere der Gruppe 3 sich bis zum 98. Lebenstag zunehmend den Körpergewichten der Tiere der Kontrollgruppe annäherten.

Zwischen dem 119. und 126. Lebenstag sieht man eine Überkreuzung der Wachstumskurve der Gruppe 1 über die Wachstumskurve der Gruppe 3.

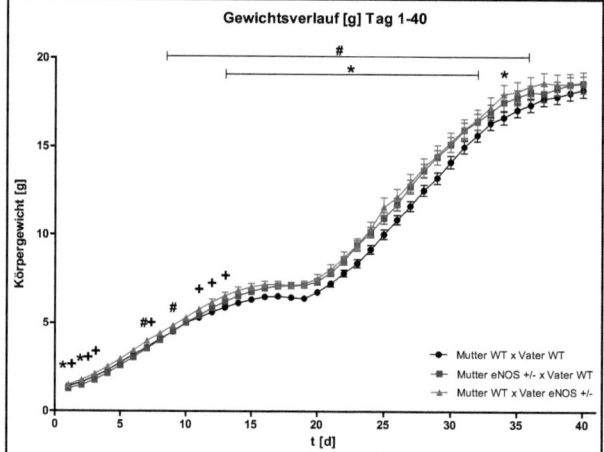

Abbildung 14: Gewichtsverlauf Tag 1-40

* Gruppe 1 signifikant vs. Gruppe 2,
+ Gruppe 2 signifikant vs. Gruppe 3,
# Gruppe 1 signifikant vs. Gruppe 3

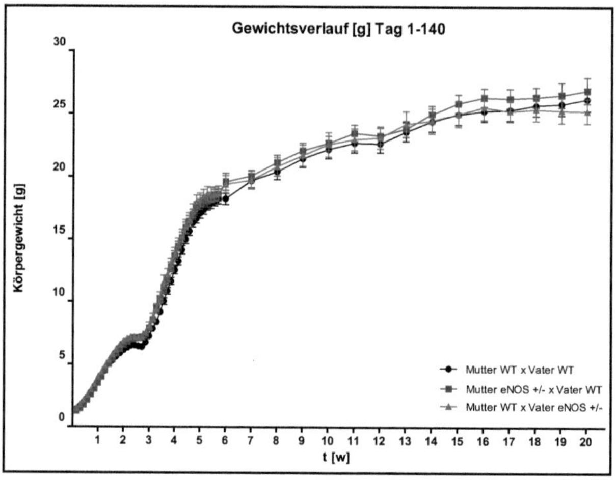

Abbildung 15: Gewichtsverlauf Tag 1-140

Signifikanzen Tag 1-40 hier nicht näher bezeichnet, für Tag 1-40 siehe Abbildung 13 und 14

Bei alleiniger Betrachtung der männlichen Tiere zeigte sich ein anderes Wachstumsmuster. Ausgehend von den oben erwähnten Geburtsgewichten zeigte sich auch hier ein aufholendes Wachstum bei Tieren der Gruppe 2. Die anfänglichen Gewichtsunterschiede blieben bis zum dritten Lebenstag bestehen. Am vierten Lebenstag verlor sich dieser signifikante Unterschied gegenüber den Kontrolltieren der Gruppe 1 knapp, um dann an den beiden darauf folgenden Tagen erneut Signifikanz zu erreichen. Gleiche Körpergewichte bei allen drei Gruppen bestanden ab dem 8. Lebenstag. Zwischen 12. und 13. Lebenstag kam es auch bei den männlichen Tieren der Gruppe 2 und 1 zu einer Überkreuzung der Wachstumskurven, so dass die Tiere der Gruppe 2 im Vergleich zu denen der Gruppe 1 im Verlauf ein höheres Körpergewicht erreichten.

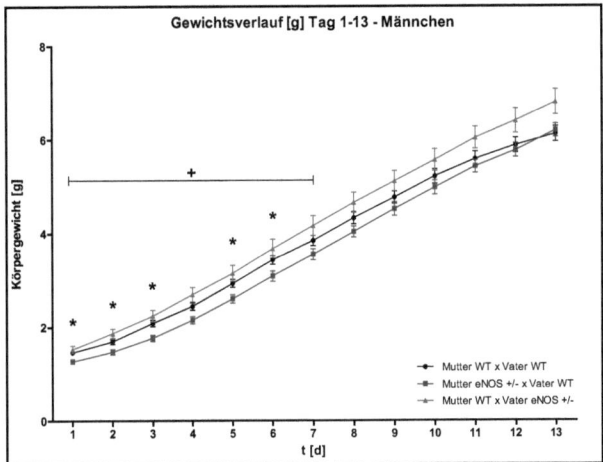

Abbildung 16: Gewichtsverlauf Männchen Tag 1-13
* Gruppe 1 signifikant vs. Gruppe 2,
+ Gruppe 2 signifikant vs. Gruppe 3

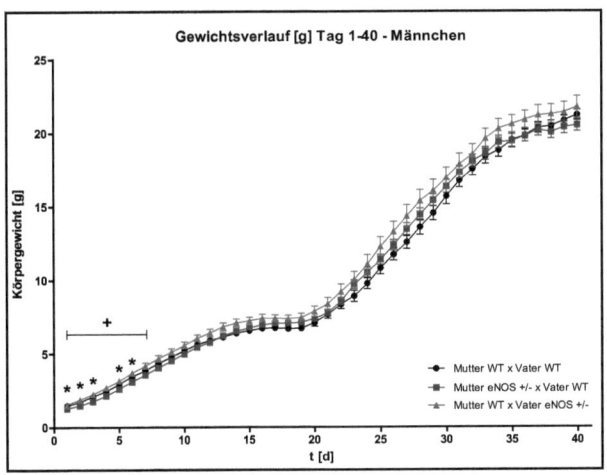

Abbildung 17: Gewichtsverlauf Männchen Tag 1- 40
* Gruppe 1 signifikant vs. Gruppe 2,
+ Gruppe 2 signifikant vs. Gruppe 3

Männliche Tiere der Gruppe 3 waren von Geburt an, wenn auch nicht statistsch signifikant, die Tiere mit dem höchsten Körpergewicht. Signifikant zeigte sich dieser Unterschied lediglich am 42. Lebenstag im Vergleich zur Gruppe 1 und Gruppe 2. Die Tiere der Gruppe 2 und der Gruppe 3 unterschieden sich zwischen dem 1. und 7. Lebenstag, sowie auch am 42. Lebenstag signifikant voneinander. Dabei waren die Tiere der Gruppe 2 stets signifikant leichter. Über den Tag 42 hinaus zeigten sich keine signifikanten Unterschiede mehr bezüglich des Gewichtsverhaltens. Im Verlauf der Wachstumskurven kommt es jedoch zwischen dem 37. und 38. Lebenstag zu einem Überkreuzen der Kurven der Gruppe 2 und 1, hierbei kommt es zu einem Abfall der Gewichtszunahme bei der Gruppe 2, so dass diese Gruppe bis zum 112. Lebenstag die Gruppe mit den leichtesten Tieren darstellte. Zwischen dem 112. und 119. Lebenstag kreuzte die Wachstumskurve dieser Tiere dann zunächst die Wachstumskurve der Tiere der Gruppe 3 und zwischen dem 133. und 140. Lebenstag auch die Wachstumskurve der Tiere der Gruppe 1. Am Ende des Beobachtungszeitraumes war die Gruppe 2 die Gruppe mit den schwersten männlichen Tieren. Männliche Tiere der Gruppe 3 entwickelten sich zwischen dem 42. Lebenstag und 98. Lebenstag ähnlich wie die Tiere der Gruppe 1.

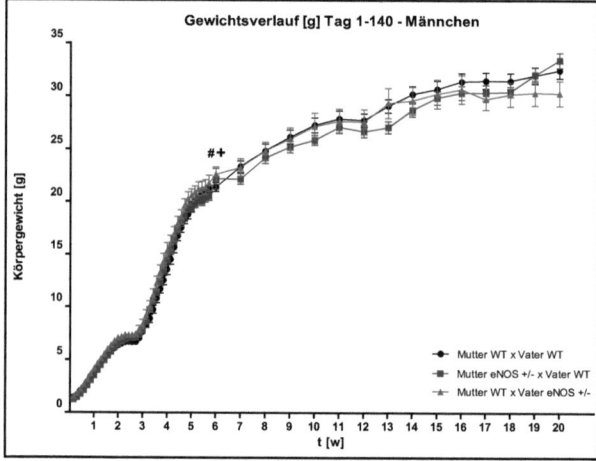

Abbildung 18: Gewichtsverlauf Männchen Tag 1-140

+ Gruppe 2 signifikant vs. Gruppe 3, # Gruppe 1 signifikant vs. Gruppe 3; Signifikanzen Tag 1-40 nicht näher bezeichnet, für Tag 1-40 siehe Abbildung 16 und 17

Bei alleiniger Betrachtung der weiblichen Tiere fiel ebenfalls ein abweichendes Wachstumsmuster auf. Ausgehend von annähernd gleichen Geburtsgewichten und anfangs annähernd gleichstarkem Wachstum der Tiere der verschiedenen Gruppen fiel ab dem 12. Lebenstag ein fast identischer Verlauf der Wachstumskurven mit annähernd gleichen Körpergewichten der Gruppe 2 und 3, sowie eine signifikante ($p<0,05$) Gewichtszunahme der Tiere der Gruppe 2 und 3 im Vergleich zur Gruppe 1 auf. Zu keinem Zeitpunkt bestanden signifikante Gewichtsunterschiede zwischen Tieren der Gruppe 2 und 3. Zwischen 6. und 7. Lebenstag kam es zur Kreuzung der Wachstumskurven der Tiere der Gruppe 2 über die der Tiere der Gruppe 1. Im weiteren Verlauf zeichnete sich die Gruppe 2, zwischen dem 12. und 31., dem 34. und 37., sowie zwischen 56. und 119. Lebenstag gegenüber der Kontrollgruppe durch signifikant schwerere Tiere aus.

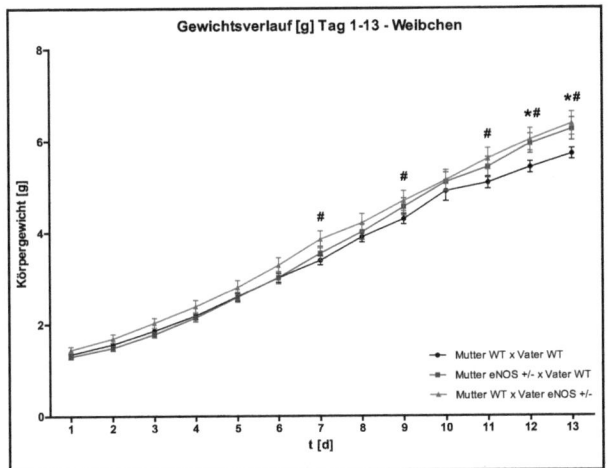

Abbildung 19: Gewichtsverlauf Weibchen Tag 1-13
* Gruppe 1 signifikant vs. Gruppe 2,
# Gruppe 1 signifikant vs. Gruppe 3

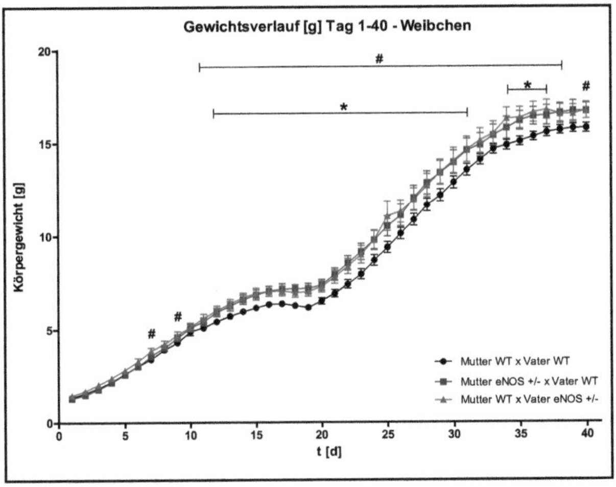

Abbildung 20: Gewichtsverlauf Weibchen Tag 1-40
* Gruppe 1 signifikant vs. Gruppe 2,
# Gruppe 1 signifikant vs. Gruppe 3

Weibliche Tiere der Gruppe 3 waren ausgehend von annähernd gleichen Geburtsgewichten am 7. und 9., sowie zwischen 11. und 38. als auch am 40. Lebenstag signifikant schwerer gegenüber den Tieren der Gruppe 1. Auch zwischen dem 42. und 49. Lebenstag, an den Tagen 56 und 63, zwischen Tag 77 und 91 sowie an den Tagen 105 und 112 hatten weibliche Tiere dieser Gruppe signifikant höhere Körpergewichte verglichen mit Tieren der Gruppe 1. Am Ende des Beobachtungszeitraumes waren weibliche Tiere der Gruppe 1, wenn auch nicht signifikant, die leichtesten Tiere.

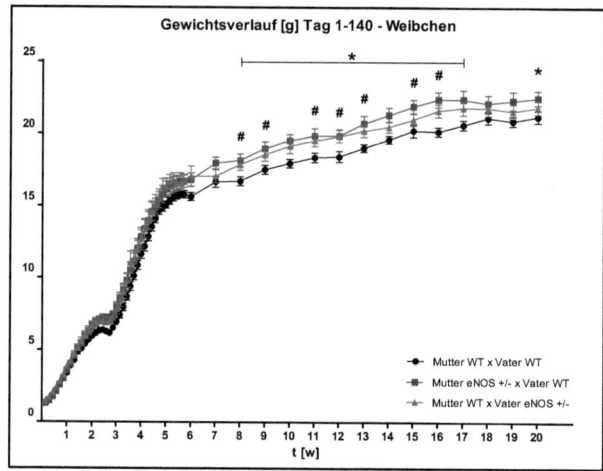

Abbildung 21: Gewichtsverlauf Weibchen Tag 1-140

* Gruppe 1 signifikant vs. Gruppe 2, # Gruppe 1 signifikant vs. Gruppe 3, Signifikanzen Tag 1-40 nicht näher bezeichnet, für Tag 1-40 siehe Abbildung 19 und 20

3.2.2 Body-Mass-Index und Breitenwachstum

Die Körperlänge und Thoraxbreite der Tiere wurde vom 1. bis 13. Lebenstag bestimmt. Die gemessene Körperlänge wurde für die Berechnung des BMI verwendet. Für die Breitenmessung zeigten sich durchweg keine Unterschiede zwischen den Gruppen. Bei alleiniger Betrachtung der Geschlechter fallen bei den männlichen Tieren lediglich am Tag 3 und am Tag 9 signifikante Unterschiede auf, welche jedoch nicht über einen längeren Zeitraum bestehen und zudem eine deutliche Abweichung von der Gesamttendenz darstellen.

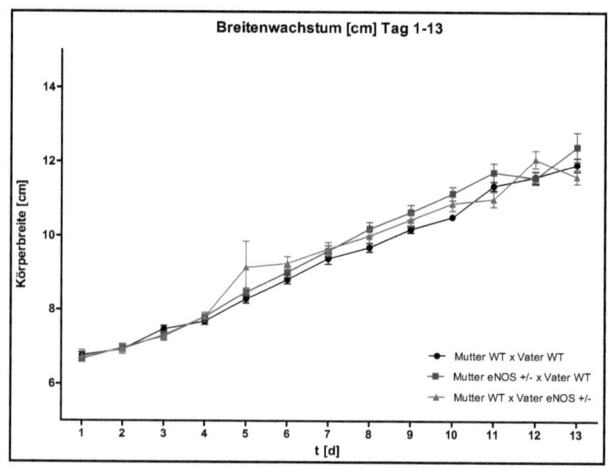

Abbildung 22: Breitenwachstum Tag 1-13

Keine signifikanten Unterschiede

Somit scheint insgesamt kein wesentlicher Unterschied in der Zunahme der Thoraxbreite bei den männlichen Tieren der drei verschiedenen Gruppen zu bestehen. Bei den weiblichen Tieren der drei Gruppen bestanden keine signifikanten Unterschiede bezüglich der Thoraxbreite.

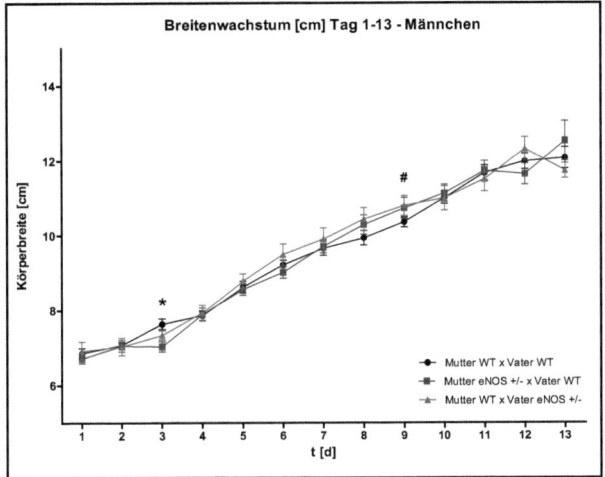

Abbildung 23: Breitenwachstum Männchen Tag 1-13

* Gruppe 1 signifikant vs. Gruppe 2,
\# Gruppe 1 signifikant vs. Gruppe 3

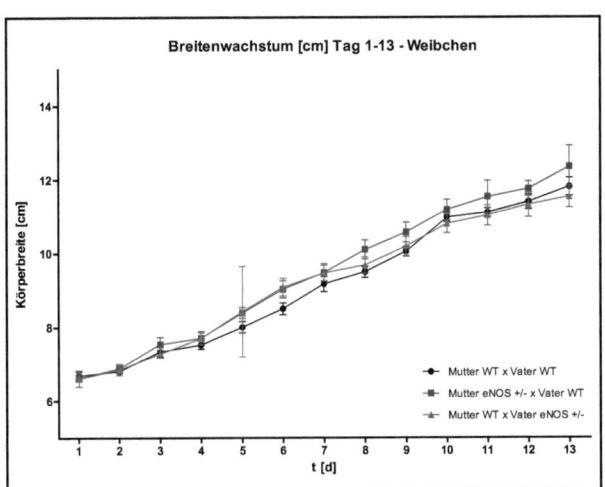

Abbildung 24: Breitenwachstum Weibchen Tag 1-13

Keine signifikanten Unterschiede

Der Body-Mass-Index zeigte beim Vergleich der Gruppen untereinander unterschiedliche Signifikanzen, die jedoch nie über mehrere Tage hinweg bestanden. Am zweiten Lebenstag hatten Tiere der Gruppe 2 (Vater WT x Mutter eNOS+/-) einen signifikant (p<0,05) höheren BMI als die Tiere der Gruppe 1 (Vater WT x Mutter WT). Am vierten Lebenstag hingegen zeigten die Tiere der

Gruppe 3 (Vater eNOS+/- x Mutter WT) einen signifikant (p<0,05) höheren BMI als Tiere der Gruppe 2 und 1. Am Tag 13 des Versuchs konnte ein signifikanter (p<0,05) Unterschied im BMI von Tieren der Gruppe 2 im Vergleich mit Tieren der Gruppe 1 und 3 festgestellt werden.

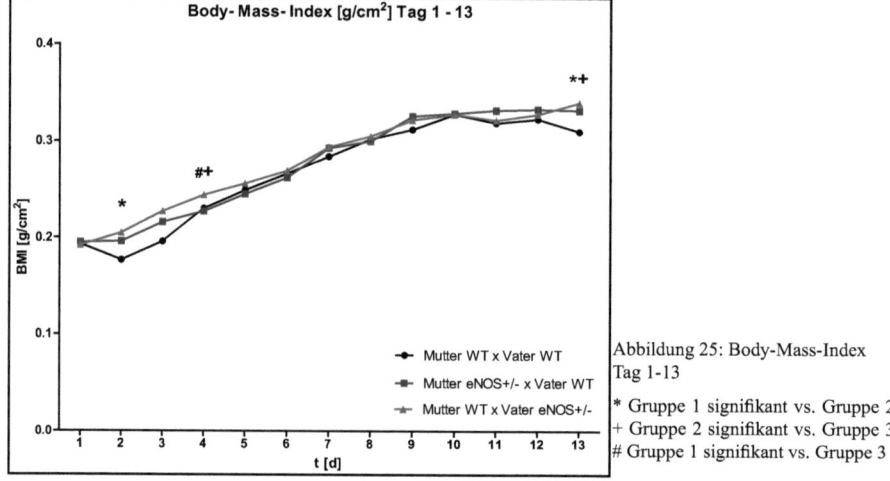

Abbildung 25: Body-Mass-Index Tag 1-13
* Gruppe 1 signifikant vs. Gruppe 2,
+ Gruppe 2 signifikant vs. Gruppe 3,
# Gruppe 1 signifikant vs. Gruppe 3

Bei alleiniger Betrachtung der männlichen Tiere zeigten die Tiere der Gruppe 2 am zweiten Lebenstag einen signifikant (p<0,05) niedrigeren BMI als die Tiere der Gruppe 1. Am 11. Lebenstag zeigten die Männchen derselben Gruppe hingegen einen signifikant (p<0,05) höheren BMI als die männlichen Tiere der Gruppe 1 und 3. Die Männchen der Gruppe 3 hatten einen signifikant (p<0,05) höheren BMI im Vergleich zu Tieren der Gruppe 2 am dritten und vierten Lebenstag.

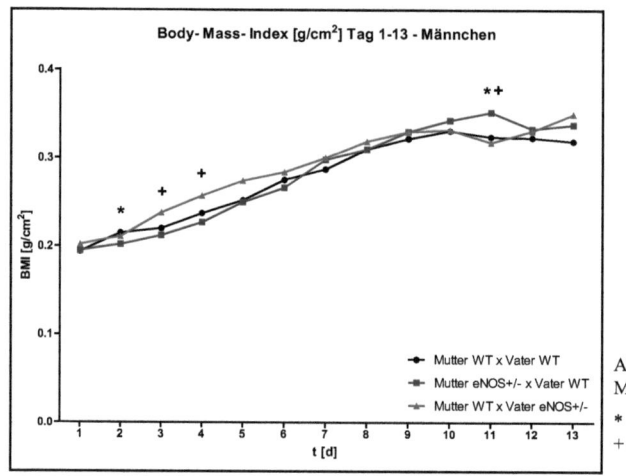

Abbildung 26: Body-Mass-Index Männchen Tag 1-13
* Gruppe 1 signifikant vs. Gruppe 2,
+ Gruppe 2 signifikant vs. Gruppe 3

Bei den weiblichen Tieren zeigten sich außer einem signifikant (p<0,05) höheren BMI der Tiere der Gruppe 2 im Vergleich zu Tieren der Gruppe 1 am dritten Lebenstag keine Unterschiede im BMI.

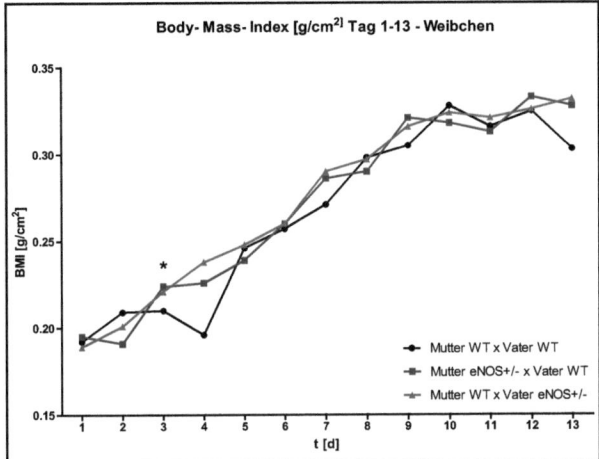

Abbildung 27: Body-Mass-Index Weibchen Tag 1-13

Gruppe 1 signifikant vs. Gruppe 2

3.3 Organgewichte

Im Alter von 25 Wochen wurden die Mäuse getötet und die Organe entnommen und gewogen. Die absoluten Organgewichte, sowie die relativen Organgewichte (Anteil des Organgewichtes am Körpergewicht in Prozent) werden hier weiter vorgestellt. Die absoluten Organgewichte waren innerhalb der Gruppen nicht signifikant unterschiedlich.

	Gruppe 1	Gruppe 2	Gruppe 3
Tiere	n = 50	n = 40	n = 28
Herz	0,14 ± 0,00	0,15 ± 0,01	0,13 ± 0,01
Lunge	0,15 ± 0,00	0,15 ± 0,00	0,15 ± 0,01
Leber	1,19 ± 0,05	0,21 ± 0,04	1,16 ± 0,05
Niere rechts	0,16 ± 0,01	0,17 ± 0,01	0,17 ± 0,01
Niere links	0,16 ± 0,01	0,17 ± 0,01	0,16 ± 0,01
Milz	0,09 ± 0,00	0,09 ± 0,00	0,09 ± 0,01

Tabelle 5: Absolute Organgewichte der Gruppen (in Gramm)
Mittelwerte ± Standardfehler, n = Anzahl der untersuchten Tiere, keine signifikanten Unterschiede

	Gruppe 1 (männlich)	Gruppe 2 (männlich)	Gruppe 3 (männlich)	Gruppe 1 (weiblich)	Gruppe 2 (weiblich)	Gruppe 3 (weiblich)
Tiere	n = 22	n = 21	n = 11	n = 28	n = 21	n = 17
Herz	0,17 ± 0,00	0,18 ± 0,01	0,16 ± 0,00	0,11 ± 0,00	0,12 ± 0,00 *	0,11 ± 0,00
Lunge	0,17 ± 0,00	0,16 ± 0,01	0,17 ± 0,01	0,13 ± 0,00	0,14 ± 0,00	0,14 ± 0,01
Leber	1,56 ± 0,05	1,42 ± 0,04	1,46 ± 0,05	0,90 ± 0,02	0,99 ± 0,03 **	0,97 ± 0,03
Niere rechts	0,21 ± 0,01	0,21 ± 0,01	0,21 ± 0,01	0,13 ± 0,00	0,14 ± 0,00	0,14 ± 0,00
Niere links	0,20 ± 0,01	0,20 ± 0,01	0,21 ± 0,01	0,12 ± 0,00	0,14 ± 0,01	0,13 ± 0,00
Milz	0,10 ± 0,00	0,09 ± 0,00	0,10 ± 0,02	0,09 ± 0,01	0,09 ± 0,00	0,09 ± 0,00

Tabelle 6: Geschlechtsspezifische absolute Organgewichte der Gruppen (in Gramm)
Mittelwerte ± Standardfehler, n = Anzahl der untersuchten Tiere
* $p < 0,01$ Weibchen Gruppe 2 vs. Weibchen Gruppe 1 und $p < 0,05$ vs. Weibchen Gruppe 3
** $p < 0,05$ Weibchen Gruppe 2 vs. Weibchen Gruppe 1

Jedoch zeigten sich bei der Betrachtung der verschiedenen Geschlechter signifikante Unterschiede. Bei den männlichen Tieren gab es keine signifikanten Organgewichtsunterschiede. Bei den Weibchen hingegen zeigte sich ein signifikant ($p<0,05$) höheres absolutes Herz- und Lebergewicht bei der Gruppe 2 (Vater WT x Mutter eNOS+/-) im Vergleich zur Gruppe 1 (Vater WT x Mutter WT).

	Gruppe 1	Gruppe 2	Gruppe 3
Tiere	n = 50	n = 40	n = 28
Herz	0,51 ± 0,01	0,55 ± 0,01 *	0,49 ± 0,01
Lunge	0,57 ± 0,01	0,58 ± 0,02	0,59 ± 0,02
Leber	4,31 ± 0,06	4,44 ± 0,06	4,32 ± 0,10
Niere rechts	0,60 ± 0,01	0,65 ± 0,02	0,62 ± 0,01
Niere links	0,58 ± 0,01	0,65 ± 0,02 **	0,59 ± 0,01
Milz	0,36 ± 0,02	0,34 ± 0,02	0,36 ± 0,02

Tabelle 7: Relative Organgewichte der Gruppen (in Prozent)
Mittelwerte ± Standardfehler, n = Anzahl der untersuchten Tiere
* $p < 0,01$ Gruppe 2 vs. Gruppe 1 und Gruppe 3
** $p < 0,01$ Gruppe 2 vs. Gruppe 1

	Gruppe 1 (männlich)	Gruppe 2 (männlich)	Gruppe 3 (männlich)	Gruppe 1 (weiblich)	Gruppe 2 (weiblich)	Gruppe 3 (weiblich)
Tiere	n=22	n=20	n=11	n=28	n=19	n=17
Herz	0,50 ± 0,02	0,58 ± 0,02 *	0,49 ± 0,02	0,51 ± 0,01	0,53 ± 0,02	0,49 ± 0,02
Lunge	0,51 ± 0,02	0,53 ± 0,02	0,52 ± 0,03	0,61 ± 0,02	0,63 ± 0,03	0,63 ± 0,03
Leber	4,56 ± 0,07	4,62 ± 0,09	4,44 ± 0,09	4,11 ± 0,08	4,24 ± 0,06	4,24 ± 0,15
Niere rechts	0,62 ± 0,02	0,71 ± 0,03 **	0,65 ± 0,02	0,59 ± 0,01	0,58 ± 0,01	0,59 ± 0,02
Niere links	0,60 ± 0,02	0,68 ± 0,02 **	0,64 ± 0,02	0,56 ± 0,01	0,62 ± 0,04	0,57 ± 0,02
Milz	0,30 ± 0,02	0,30 ± 0,02	0,31 ± 0,06	0,40 ± 0,03	0,37 ± 0,02	0,39 ± 0,02

Tabelle 8: Geschlechtsspezifische relative Organgewichte der Gruppen (in Prozent)
Mittelwerte ± Standardfehler, n = Anzahl der untersuchten Tiere
* $p < 0,01$ Männchen Gruppe 2 vs. Männchen Gruppe 1 und Männchen Gruppe 3
** $p < 0,01$ Männchen Gruppe 2 vs. Männchen Gruppe 1

Das absolute Herzgewicht war bei der Gruppe 2 ebenfalls, verglichen mit der Gruppe 3 (Vater eNOS+/- x Mutter WT) erhöht. Bei den relativen Organgewichten gab es signifikante (p<0,05) Unterschiede zwischen den Gruppen. Das relative Herzgewicht war in der Gruppe 2 signifikant (p<0,05) erhöht verglichen mit den Werten der Gruppe 1 und der Gruppe 3. Des Weiteren war das relative Gewicht der linken Niere in Gruppe 2 signifikant (p<0,05) höher als in Gruppe 1. Bei der Betrachtung der verschiedenen Geschlechter zeigten sich bei den Weibchen keine signifikanten Unterschiede im relativen Organgewicht. Bei den männlichen Tieren war das relative Herzgewicht in Gruppe 2 verglichen mit Gruppe 1 und Gruppe 3 signifikant (p<0,05) erhöht. Ebenfalls erhöht waren die relativen Nierengewichte der linken und rechten Niere bei der Gruppe 2 verglichen mit Gruppe 1.

3.4 Histologie der Milz

Die Ergebnisse der histologischen und immunhistochemischen Färbungen werden hier präsentiert. Bei allen durchgeführten Färbungen zeigten sich keine signifikanten Unterschiede weder im Vergleich der Gruppen untereinander, noch bei alleiniger Betrachtung der Männchen bzw. der Weibchen.

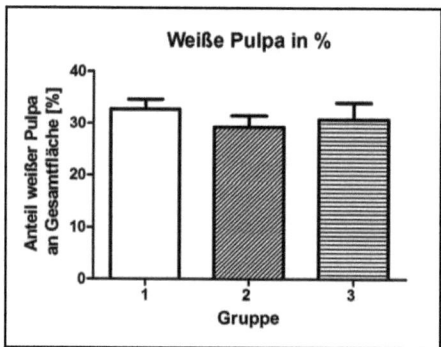

Abbildung 28: Anteil weißer Pulpa an Gesamtfläche der Milz in Prozent
Keine signifikanten Unterschiede

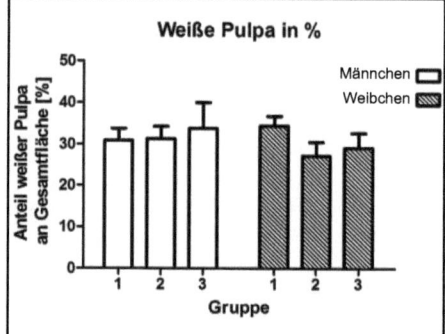

Abbildung 29: Geschlechtsspezifischer Anteil weißer Pulpa an Gesamtfläche der Milz in Prozent
Keine signifikanten Unterschiede

Der Anteil der weißen Pulpa an der Gesamtfläche der Milz war in allen Gruppen unabhängig vom Geschlecht nicht signifikant unterschiedlich (Abb. 28, 29). Ebenso verhielten sich die Bindegewebsparameter Kapseldurchmesser und interstitielle Fibrose der Milz (Abb. 30, 31, 32, 33).

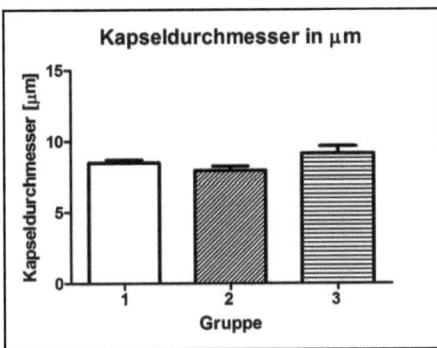

Abbildung 30: Kapseldurchmesser der Milz in µm
Keine signifikanten Unterschiede

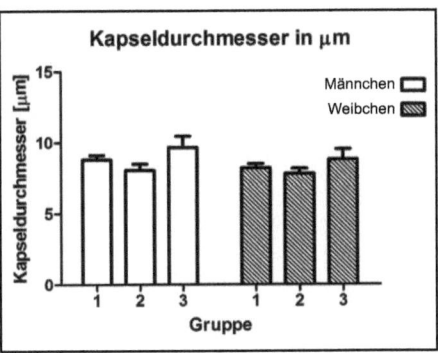

Abbildung 31: Geschlechtsspezifischer Kapseldurchmesser der Milz in µm
Keine signifikanten Unterschiede

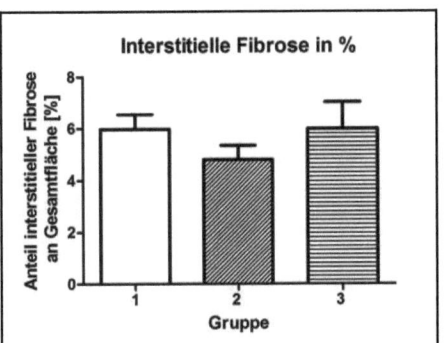

Abbildung 32: Anteil interstitieller Fibrose an Gesamtfläche der Milz in Prozent
Keine signifikanten Unterschiede

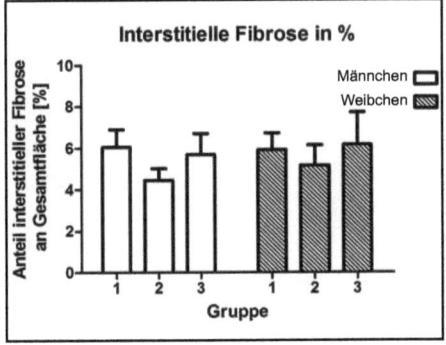

Abbildung 33: Geschlechtsspezifischer Anteil interstitieller Fibrose an Gesamtfläche der Milz in Prozent
Keine signifikanten Unterschiede

Bei den immunhistochemischen Färbungen waren die Anteile der durch B-Lymphozyten, sowie durch T-Lymphozyten eingenommenen Fläche im Verhältnis zur Gesamtfläche der Milz gleich. Dies trifft für den Vergleich der Gruppen untereinander, sowie für die alleinige Betrachtung der Männchen oder Weibchen zu (Abb. 34, 35, 36, 37).

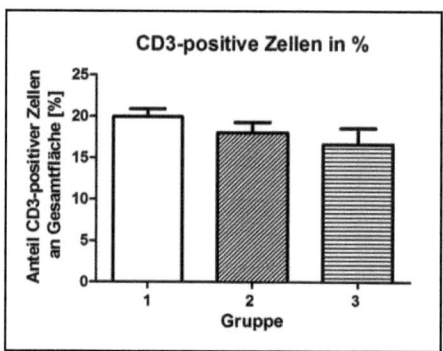

Abbildung 34: Anteil CD3-positiver Zellen an Gesamtfläche der Milz in Prozent

Keine signifikanten Unterschiede

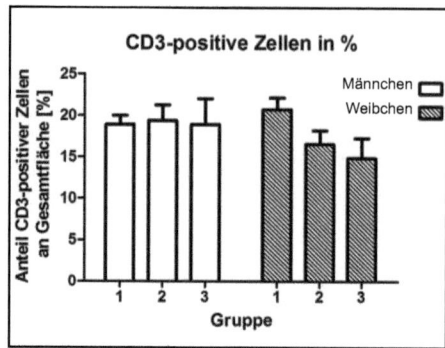

Abbildung 35: Geschlechtsspezifischer Anteil CD3-positiver Zellen an Gesamtfläche der Milz in Prozent

Keine signifikanten Unterschiede

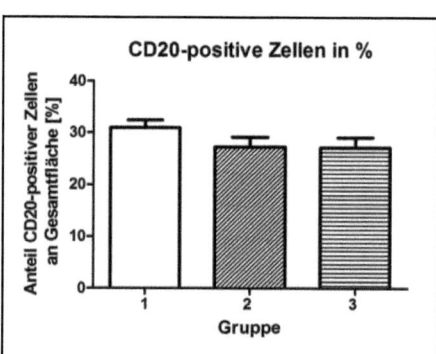

Abbildung 36: Anteil CD20-positiver Zellen an Gesamtfläche der Milz in Prozent

Keine signifikanten Unterschiede

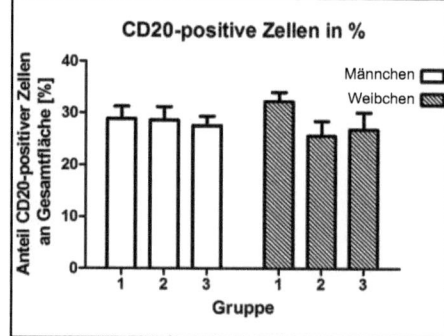

Abbildung 37: Geschlechtsspezifischer Anteil CD20-positiver Zellen an Gesamtfläche der Milz in Prozent

Keine signifikanten Unterschiede

4 Diskussion

4.1 Geburtsgewicht

Bei Betrachtung der Geburtsgewichte der drei verschiedenen Gruppen fällt ein erniedrigtes Geburtsgewicht bei der Gruppe 2 (Vater WT x Mutter eNOS+/-) im Vergleich zur Gruppe 1 (Vater WT x Mutter WT) und 3 (Vater eNOS+/- x Mutter WT) auf. Dies ist ein Hinweis darauf, dass das heterozygote eNOS-Knockout-Muttertier ähnlich des homozygoten, ein Modell für eine intrauterine Wachstumsrestriktion darstellt. Für die Entstehung einer Wachstumsrestriktion bei heterozygotem eNOS-Knockout-Muttertier gibt es keine weiterführenden Studien zur Pathogenese. Die Idee liegt nahe, dass ähnliche Ursachen wie z. B. ein verändertes Remodelling der uteroplazentaren Gefäße mit einer verminderten uteroplazentaren Durchblutung, wie beim homozygoten eNOS-Knockout-Muttertier, eine Rolle spielen (16). Auffällig ist, dass dies in dem durchgeführten Versuch ein geschlechtsabhängiger Effekt zu sein scheint. Bei Betrachtung der Männchen der Gruppe 2 wird dieses Phänomen gesehen, die Weibchen derselben Gruppe hingegen unterscheiden sich im Geburtsgewicht nicht. Geschlechtsabhängige Effekte sind in der Forschung nichts Neues und auch im Rahmen der fetalen Programmierung mehrfach gezeigt worden (85, 86). Im Falle der eNOS-Knockout-Mäuse gibt es zur Geschlechtsabhängigkeit des Geburtsgewichtes oder der postnatalen Entwicklung jedoch keine weiterführende Literatur.

Neben eines programmierenden Effektes im Rahmen einer intrauterinen Wachstumsrestriktion muss man sich grundsätzlich die Frage stellen, ob eine verkürzte Gestationsdauer dem erniedrigten Geburtsgewicht zugrunde liegt. Bei einer solchen Konstellation wäre das Geburtsgewicht zwar absolut gesehen im Vergleich zur Kontrollgruppe erniedrigt, jedoch in Relation zur Gestationsdauer und einer damit verbundenen geringeren Körpergröße adäquat. Leider wurden bei dem Versuch keine Daten bezüglich der Gestationsdauer gesammelt, so dass hierüber keine klare Aussage gemacht werden kann. Die Tatsache, dass das erniedrigte Geburtsgewicht bei gemischtgeschlechtlichen Würfen nur die männlichen Tiere der Gruppe 2 betrifft, spricht jedoch gegen eine verkürzte Gestationsdauer als alleinige Ursache. Weiterhin deuten die Ergebnisse zur Thoraxbreite am ersten Lebenstag darauf hin, dass keine Unterschiede in der Körpergröße bezüglich der Gruppen und verschiedenen Geschlechter bestand. Somit kann man davon ausgehen, dass die beobachteten Gewichtsunterschiede sowohl absolut als auch relativ im Verhältnis zur Körpergröße vorhanden sind. Der BMI wäre zur genaueren Evaluierung dieses Verhältnisses das geeignetere Maß, jedoch sind die in diesem Versuch erhobenen Ergebnisse hierzu kritisch zu bewerten. Sie werden im Unterpunkt 4.2 näher erörtert. Es lässt sich festhalten, dass die männlichen Tiere der

Gruppe 2 im Vergleich zu den männlichen Tieren der Gruppe 1 und 3 gleich groß sind, jedoch mit einem geringeren Geburtsgewicht zur Welt kommen. Diese Konstellation der Körpermaße spricht insgesamt für eine intrauterine Wachstumsrestriktion mit programmierenden Effekt und gegen eine verkürzte Gestationsdauer als Ursache des erniedrigten Geburtsgewichts.

4.2 Wachstumsverlauf

Zur Beurteilung des Wachstums der Tiere wurde das Körpergewicht, der Body-Mass-Index und die Thoraxbreite herangezogen. Das Körpergewicht wurde bis zum 40. Lebenstag täglich und ab dem 40. Lebenstag bis zum Ende des Versuchs in der 25. Lebenswoche wöchentlich erhoben. Die Thoraxbreite und der BMI wurden vom 1. bis 13. Lebenstag erhoben. Während dieses Zeitraums unterschieden sich die Tiere der drei Gruppen in ihrer Thoraxbreite nicht voneinander. Bei alleiniger Betrachtung der Geschlechter traf dies auch für die Weibchen zu. Bei den Männchen gab es signifikante Unterschiede lediglich am Tag 3 und am Tag 9 des Versuchs. Diese bestanden jedoch nicht über einen längeren Zeitraum und stellten zudem eine deutliche Abweichung von der Gesamttendenz dar. Somit scheint insgesamt kein wesentlicher Unterschied in der Zunahme der Thoraxbreite bei den männlichen Tieren der drei Gruppen zu bestehen. Bezüglich des erhobenen BMI zeigten sich beim Vergleich der Gruppen untereinander unterschiedliche Signifikanzen, die jedoch nie über mehrere Tage bestanden. So hatten Tiere der Gruppe 2 (Vater WT x Mutter eNOS+/-) am zweiten Lebenstag einen signifikant höheren BMI als die Tiere der Gruppe 1 (Vater WT x Mutter WT). Am vierten Lebenstag hingegen zeigten die Tiere der Gruppe 3 (Vater eNOS+/- x Mutter WT) einen signifikant höheren BMI als Tiere der Gruppe 2 und 1. Am Tag 13 des Versuchs konnte ein signifikanter Unterschied im BMI von Tieren der Gruppe 2 versus Tieren der Gruppe 1 und 3 festgestellt werden. Ähnlich unklare Signifikanzen ergaben sich auch bei der alleinigen Betrachtung der Geschlechter. Tendenzen, die eine dieser Signifikanzen stützen würden, ließen sich nicht erkennen.

Weiterhin sind die Ergebnisse hierzu von unrealistischen Extremwerten und starken Schwankungen betroffen, so dass man an der Richtigkeit der Ergebnisse zum BMI insgesamt zweifeln muss. Die Formel zur Bestimmung des BMI beinhaltet neben dem einfach zu erhebenden Körpergewicht auch die Körpergröße. Rückblickend muss hier die Methode, die zur Erhebung der Körperlänge diente, hinterfragt werden. Das Ausmessen der Körperlänge ohne vorherige Sedierung der Tiere stellt oftmals ein schwieriges Unterfangen dar und führt häufig zu ungenauen, stark abweichenden Ergebnissen. In dem Versuch war aus diesem Grund nach dem 13. Lebenstag die Erhebung der Körperlänge und Thoraxbreite nicht mehr möglich gewesen. Wegen der zweifelhaften Richtigkeit der Daten zur Körperlänge stellt der BMI in diesem Tierversuch nicht das geeignete Mittel zur Relativierung des Körpergewichts in Bezug auf die Körpergröße dar. Die Thoraxbreite ist in diesem Fall der bessere Parameter zur Bestimmung der Körpergröße. Hierfür konnten keine Unterschiede für die Gruppen als auch für die Geschlechter gezeigt werden. Für diesen frühen Zeitraum vom 1. bis zum 13. Lebenstag kann man am ehesten davon ausgehen, dass keine Unterschiede in der Körpergröße bei den Tieren bestanden. Die Gewichtsunterschiede der Tiere sind somit absolut als auch relativ im Verhältnis zur Körpergröße vorhanden. Für die Zeit danach ist es nicht möglich, alleine aufgrund des Körpergewichts zu unterscheiden, ob die Tiere z. B. adipös oder nur insgesamt größer und damit auch schwerer als die Tiere der Kontrollgruppe waren. Die Beschreibung des Wachstums als solches basiert somit nach dem 14. Lebenstag allein auf dem erhobenen Körpergewicht der Tiere. Im Verlauf zeigte sich ausgehend von den oben erwähnten Geburtsgewichten bei der Gruppe 2 ein aufholendes Wachstum mit einem Verlust der Signifikanz bezüglich des Gewichtsunterschiedes zur Gruppe 1 ab dem dritten Lebenstag. Vom 3. bis 12. Lebenstag war das Körpergewicht der Tiere der Gruppe 2 vergleichbar mit dem der Tiere der Gruppe 1. Ab dem 13. Lebenstag hatten die Tiere der Gruppe 2 im Vergleich zur Gruppe 1 ein erhöhtes Körpergewicht, welches sich erst vom 32. Lebenstag an normalisierte. Ein solches aufholendes Wachstum von Individuen mit niedrigem Geburtsgewicht ist ein häufig zu beobachtendes Phänomen. So existieren zahlreiche detaillierte Studien zum Wachstumsverhalten von Kindern mit niedrigem Geburtsgewicht im Vergleich zu Kindern mit normwertigem Geburtsgewicht. Beim Menschen erfolgt ein solches „Catch-up-Growth" (CUG) in den meisten Fällen innerhalb der ersten zwei Lebensjahre. In diesem Zeitraum erreichen im Idealfall die bei Geburt untergewichtigen Kinder das Gewicht ihrer mit normwertigem Gewicht zur Welt gekommenen Gleichaltrigen. Die darauffolgende Zeit ist von einer Phase des Normalgewichts geprägt. In der späteren Kindheit mit 4 bis 6 Jahren erfolgt meist eine erneute Zunahme des Körpergewichts (87, 88, 89, 90). Eine Vorverlegung dieser Phase in die vorherige normalgewichtige Phase ist mit einem erhöhten Risiko einer Adipositas und eines metabolischen Syndroms im späteren Erwachsenenalter assoziiert (89, 90, 91). Ezzahir und seine Mitforscher konnten in Ihren Untersuchungen zwar keine Assoziation von Adipositas und einem niedrigen Geburtsgewicht von Menschen im Alter von 20 Jahren nachweisen, jedoch konnte die Forschergruppe um Meas vor drei Jahren zeigen, dass die BMI-Zunahme und der Anteil des Körperfetts im Alter von 20 bis 30 Jahren bei diesen Individuen größer waren (89, 92). Trotz der Unterschiede zwischen Maus und Mensch, insbesondere was die unterschiedliche Lebensspanne dieser Spezies angeht, kann man einige Schlüsse aus diesen Studien ziehen. Bei der Gruppe 2 im durchgeführten Versuch können ebenfalls zwei Phasen des CUG in der Kindheit erkannt werden, die von einer Phase des Normalgewichts unterbrochen wird. Die Geschlechtsreife der Maus tritt in der 4. bis 6. Lebenswoche ein. Eine längerfristige Gewichtsnormalisierung findet im Versuch somit erst nach Eintritt in die Geschlechtsreife statt. Interessant wäre es zu wissen, ob bei dieser Gruppe eine Neigung zu einer Adipositas im späteren Erwachsenenalter besteht. Eine Tendenz zu einem höheren Körpergewicht der Gruppe 2 im Vergleich zu den Tieren der anderen Gruppen zeigte sich vom 120. bis 140. Lebenstag, jedoch bei fehlender Signifikanz.

Die Lebensspanne einer C57/BL6-Maus beträgt unter Laborbedingungen circa 120 Wochen (93). Bei einer Versuchsdurchführung von 20 Wochen erreichten die Versuchstiere leider nur das frühe Erwachsenenalter. Somit können über Effekte, die in höherem Alter auftreten, nur spekuliert werden. Wie schon bei den Geburtsgewichten gezeigt, bestehen auch im Wachstum geschlechtsabhängige Unterschiede. Die männlichen Tiere der Gruppe 2 kamen mit einem erniedrigten Geburtsgewicht zur Welt und zeigten während der ersten sieben Lebenstage ein CUG. Nach dem Erreichen des Normalgewichtes wuchsen sie konform mit der Wildtyp-Kontrollgruppe bis zur 20. Lebenswoche weiter. Bei den Männchen fehlt somit die späte Phase des CUG. Sie gleichen ihr Gewichtsdefizit vollständig über ein frühes CUG in den ersten Lebenstagen aus. Bei den weiblichen Tieren der Gruppe 2 zeigt sich hingegen ein anderes Wachstumsmuster. Ausgehend von gleichen Geburtsgewichten und anfangs annähernd gleichstarkem Wachstum der Tiere der verschiedenen Gruppen fiel ab dem 12. Lebenstag eine deutliche Gewichtszunahme von Weibchen der Gruppe 2 auf. Mit Ausnahme der Zeitspanne vom 38.-55. Lebenstag, wo eine Angleichung der Körpergewichte aller drei Gruppen zu sehen war, hielt dieser Effekt bis zum 112 Lebenstag an. Bei anfangs normalem Geburtsgewicht kann man nicht von einem aufholenden Wachstum oder CUG sprechen. In den meisten Fällen von Individuen mit zu niedrigem oder zu hohem Geburtsgewicht kann man im Verlauf der Kindheit zur Erreichung des Normalgewichts von einer Anpassung des Körpergewichts nach oben oder nach unten ausgehen. (88, 89). Erwartungsgemäß hätten diese Tiere konform mit der Kontrollgruppe, der Gruppe 1, wachsen müssen. Wegen der Heterozygotie für das defekte eNOS-Allel beim Muttertier lässt sich hier ein weitreichender programmierender Effekt ohne offensichtliche Wachstumsrestriktion mit deutlich erniedrigtem Geburtsgewicht vermuten. Ein solcher Effekt wurde schon für heterozygote Nachkommen homozygoter eNOS-Knockout-Muttertiere von Longos Forschergruppe beschrieben (17). Das Auftreten bei Wildtyp-Nachkommen eines heterozygoten eNOS-Knockout-Muttertiers hingegen ist noch nicht beschrieben worden.

Unklar ist ebenfalls, über welchen Mechanismus ein solcher Effekt zum Tragen kommt. Während für das homozygote eNOS-Knockout-Muttertier ein gestörtes Remodelling der uteroplazentaren Gefäße und dadurch eine mangelhafte Versorgung des Feten gegen Ende der Schwangerschaft gut belegt ist (16), gibt es keine eindeutigen Studien für das heterozygote eNOS-Knockout-Muttertier. Studien zum Phänotyp der heterozygoten eNOS-Knockout-Maus führen zu der Annnahme, dass er sich unter basalen Bedingungen nicht von Phänotyp der Wildtyp-Mäuse unterscheidet. Jedoch können solche Tiere eine zusätzliche Belastung ihres Organismus nicht in gleichem Maße wie ihre Wildtyp-Artgenossen kompensieren (80, 81). Eine eingeschränkte plazentare Durchblutung im Rahmen einer Schwangerschaft – auch ohne offensichtliche Beeinträchtigung des Feten – ist bei diesen Tieren daher durchaus denkbar. Epigenetische DNA-Modifizierungen, eine veränderte Histonstruktur oder DNA-Methylierungen in Promotorregionen mit Aktivierung oder Deaktivierung von Genen sind hierbei ein Mechanismus der Programmierung (25).

Eine weitere Ursache könnte auch in einer veränderten Ovulation und einer abnormalen meiotischen Reifung der Eizellen liegen, wie sie bei homozygoten eNOS-Knockout-Mäusen von Jablonka-Shariff und Olson beobachtet wurde (82). Bei Betrachtung der Wachstumskurven der Gruppe 3 zeigen sich ähnliche Beobachtungen. Am 7. und 9. sowie zwischen dem 11. und 34. Lebenstag waren diese Tiere verglichen mit Kontrolltieren der Gruppe 1 signifikant schwerer, bei anfangs ähnlichem Geburtsgewicht. Bei der Betrachtung der verschiedenen Geschlechter zeigt sich deutlich die Geschlechtsabhängigkeit des Phänomens. Bei den männlichen Tieren der Gruppe 3 sieht man lediglich vom 1. bis 7. Lebenstag einen Gewichtsunterschied im Vergleich zur Gruppe 2. Es bestehen somit keine wesentlichen Unterschiede im Geburtsgewicht und Wachstumsverhalten im Vergleich zur Kontrollgruppe, der Gruppe 1. Weibliche Tiere der Gruppe 3 waren hingegen am 7. und 9., sowie zwischen 11. und 38. als auch am 40. Lebenstag signifikant schwerer gegenüber den Tieren der Gruppe 1. Auch zwischen dem 42. und 49. Lebenstag, an den Tagen 56 und 63, zwischen Tag 77 und 91 sowie an den Tagen 105 und 112 hatten weibliche Tiere dieser Gruppe verglichen mit Tieren der Gruppe 1 signifikant höhere Körpergewichte. Diese Gewichtsverläufe bei Tieren der Gruppe 3 sind umso überraschender, weil sie selbst und das Muttertier Wildtypen sind und somit das plazentare Milieu und die Oogenese der Muttertiere mit denen der Kontrollgruppe vergleichbar sind. Die Vermutung liegt nahe, dass ein programmierender Effekt in diesem Fall vom heterozygoten eNOS-Knockout-Vatertier kommt. Dieser Gedanke scheint nicht abwegig, so beschrieben Longo und seine Forscherkollegen bei heterozygoten eNOS-Knockout-Mäusen einen Unterschied im Phänotyp, je nachdem ob das defekte eNOS-Gen maternaler oder paternaler

Herkunft war. (17). Das Auftreten unabhängig vom fetalen Genotyp bei Wildtyp-Nachkommen eines heterozygoten eNOS-Knockout-Vatertiers hingegen ist noch nicht beschrieben worden. Die Frage nach einer rein paternalen Vererbung des Phänotyps, die unabhängig von der Weitergabe einer DNA-Sequenz und damit eines Gens ist, ist Gegenstand der aktuellen Forschung. Große epidemiologische Studien in Schweden geben Hinweise auf einen Zusammenhang zwischen den Lebens- und Ernährungsgewohnheiten der Großeltern und dem späteren Erkrankungsrisiko ihrer Enkelkinder an Diabetes mellitus Typ II und an Herz-Kreislauf Erkrankungen (5, 94). Außerdem zeigen diese Studien, dass es eine geschlechtsspezifische transgenerationale Vererbung eines Phänotyps innerhalb der männlichen oder weiblichen Linie einer Familie gibt (5, 94).

Einen wichtigen Beitrag zum molekularen Mechanismus dieser Vererbungsform lieferten jüngste Untersuchungsergebnisse von Carones Forschergruppe. Sie konnten anhand von Mäusen zeigen, dass die Ernährung des Vatertiers bei seinem Nachwuchs zu veränderten Methylierungsmustern der DNA, und damit zu einer vermehrten oder verminderten Aktivierung von Genen des Lipidstoffwechsels führte (95). Interessanterweise bestanden bei der DNA der Spermien der Vatertiere keine ernährungsabhängigen Unterschiede in den Methylierungsmustern. Somit sind vermutlich noch weitere Wege der Vererbung, jenseits der Weitergabe eines Gens oder von einer durch Methylierung veränderten DNA-Sequenz von Bedeutung. Nicht geklärt ist außerdem die Ätiologie der erhöhten Gewichtszunahme der Tiere des in dieser Promotion unternommenen Versuchs. Neben eines veränderten Stoffwechsels und endokrinologischen Veränderungen mit einer besseren Nahrungsverwertung mit einer verstärkten Neigung zur Adipositas, müssen auch veränderte Verhaltensmuster in Bezug auf die Nahrungsaufnahme oder auf körperliche Aktivität diskutiert werden. Verschiedene Studien belegen, dass das vorgelebte Verhaltensmuster der Elterntiere einen entscheidenden Einfluss auf das Verhalten ihrer Nachkommen haben (96). Da die Versuchstiere dieser Studie für 28 Tage mit ihrer Mutter zusammenlebten, könnte eine Prägung durch mütterliches Verhalten in Bezug auf die Nahrungsaufnahme bei den Jungtieren bestanden haben. Weiterhin kann ein anderes Säugeverhalten mit durch mütterliche Nahrungsaufnahme beeinflusster Milchzusammensetzung und -produktion diskutiert werden. Dies könnte eine weitere Erklärung für einen maternal vererbten Phänotyp ohne Genweitergabe in der Versuchskonstellation darstellen. Für die paternale Vererbung eines Phänotyps ohne Genweitergabe kommt ein erlerntes soziales Verhalten in diesem Versuch weniger in Betracht, da das Vatertier lediglich zur Befruchtung der Mutter eingesetzt wurde und im Anschluß daran keinerlei Kontakt zu seinen Nachkommen hatte.

Abschließend lässt sich sagen, dass es deutliche Unterschiede abhängig vom maternalen oder paternalen Vorhandensein eines defizienten eNOS-Allels bei Wildtyp-Nachkommen für das Wachstumsverhalten und die Gewichtszunahme bestehen. Diese Unterschiede sind geschlechtsabhängig. Bei maternal vorhandenen eNOS-Allel sieht man bei den männlichen Tieren bei niedrigem Geburtsgewicht bis zum Erreichen des Normalgewichts innerhalb der ersten Lebenstage ein deutliches CUG. Dieses Verhalten ist mit einer intrauterinen Wachstumsrestriktion, verursacht durch eine reduzierte uteroplazentare Durchblutung in der späten Schwangerschaft vereinbar (16). Die weiblichen Tiere zeigen hingegen bei maternal oder paternal vorhandenem eNOS-Allel erst weit nach dem Eintreten der Geschlechtsreife bei normalem Geburtsgewicht eine Gewichtszunahme mit Normalisierung. Als Ursache dieses Phänomens kann man unter anderem eine Programmierung mit verändertem intrauterinen Milieu bei heterozygotem eNOS-Knockout-Muttertier ohne offensichtliche Wachstumsrestriktion und erniedrigtem Geburtsgewicht sehen. Weiterhin kommt hier eine abnormale Ovulation und Oogenese beim Muttertier, sowie erlernte Verhaltensmuster bezüglich der Nahrungsaufnahme in Frage. Bei paternal vorhandenem eNOS-Allel müssen andere größtenteils noch unbekannte epigenetische Mechanismen der Programmierung zur Erklärung herangezogen werden.

Für zukünftige Studien wäre es sicher sinnvoll noch mehr Körpermaße wie z. B. Körperlänge und den Body-Mass-index einzuführen, um eine genauere Differenzierung des Wachstums vorzunehmen. Ebenfalls interessant wäre eine nähere Analyse der Körpergewebszusammensetzung, insbesondere des Fettanteils am Gesamtkörpergewicht, um nähere Aussagen zu einer eventuellen Adipositas zu machen. Zur Klärung der Frage, ob eine verstärkte Neigung zur Adipositas im späteren Erwachsenenalter besteht, bedingt durch ein geringes Geburtsgewicht oder durch andere subtilere programmierende Effekte, müsste in einer folgenden Studie ein längerer Versuchszeitraum geplant werden, so dass die Tiere das Alter, in dem diese Effekte sichtbar werden, erreichen können.

4.3 Organgewichte

Um Aussagen zu eventuellen Organveränderungen im Rahmen dieses Versuchs zu machen, ist das relative Organgewicht aussagekräftiger als das absolute Organgewicht. Hier gab es signifikante Unterschiede zwischen den Gruppen. Das relative Herzgewicht war in der Gruppe 2 (Vater WT x Mutter eNOS+/-) signifikant erhöht, verglichen mit den Werten der Gruppe 1 (Vater WT x Mutter WT) und der Gruppe 3 (Vater eNOS +/- x Mutter WT). Des Weiteren war das relative Gewicht der linken Niere in Gruppe 2 signifikant höher als in Gruppe 1. Bei der Betrachtung der verschiedenen Geschlechter zeigten sich bei den Weibchen keine signifikanten Unterschiede im relativen Organgewicht. Bei den männlichen Tieren war das relative Herzgewicht in Gruppe 2 verglichen mit Gruppe 1 und Gruppe 3 signifikant erhöht. Ebenfalls erhöht waren die relativen Nierengewichte der linken und rechten Niere bei den Männchen der Gruppe 2 verglichen mit Gruppe 1. Die Geschlechtsabhängigkeit ist folglich in diesem Versuch auch beim relativen Organgewicht gegeben. Interessant ist in diesem Fall, dass die männlichen Tiere der Gruppe 2 auch die Tiere sind, die zusätzlich zum veränderten Herz- und Nierengewicht ein erniedrigtes Geburtsgewicht aufweisen. Für ein niedriges Geburtsgewicht bestehen wiederum in epidemiologischen Studien Korrelationen mit kardiovaskulären Erkrankungen wie z. B. arterielle Hypertension, koronare Herzkrankheit und Arteriosklerose, sowie für renale Erkrankungen im späteren Erwachsenenalter (1, 2, 8). Die histologische Auswertung dieser Organe dürfte hinsichtlich dieser Assoziation aufschlussreich sein, ist jedoch nicht Bestandteil dieser Promotion. Hinsichtlich der Milz zeigten sich zwischen den Gruppen keine Unterschiede im relativen und absoluten Organgewicht. Ein geschlechtsspezifischer Unterschied existierte hier ebenfalls nicht.

Es existieren Studien, die zeigen, dass eine ausgeprägte fetale Wachstumsrestriktion mit niedrigem Geburtsgewicht vom Neugeborenenalter an bis weit ins Erwachsenenalter hinein mit einem verringerten Thymus- und Milzvolumen assoziiert ist (36, 37, 38, 39, 40). Ursache dieses Phänomens ist wahrscheinlich der sogenannte „Brain Sparing Effect". Er tritt vor allem bei Ressourcenmangel des Fetus in der Spätschwangerschaft auf. Das Gehirn des Fetus wird hierbei bevorzugt mit Nährstoffen versorgt, zu Lasten des Stamms und der darin befindlichen Organe wie Leber, Nieren und Milz, die dann kleiner ausfallen (33, 34). Die Organgewichte in dieser Studie sprechen gegen einen starken oder zumindest gegen einen bis ins Erwachsenenalter anhaltenden „Brain Sparing Effect". Auch wenn bei den männlichen Tieren der Gruppe 2 ein erniedrigtes Geburtsgewicht besteht. Eine weitreichende Programmierung von Organsystemen ist deshalb jedoch nicht ausgeschlossen. So konnte in der Forschung an heterozygoten eNOS-Knockout-Mäusen wiederholt gezeigt werden, dass Programmierungseffekte auch ohne signifikante Unterschiede im Geburtsgewicht zustande kommen. Diese Studien zeigen sehr deutlich, wie ein relativ geringer Einfluss auch ohne ausgeprägte intrauterine Wachstumsrestriktion weitreichende programmierende Effekte entfalten kann (17, 18). Eine systematische histologische Untersuchung der Milz kann deshalb zur Klärung der Frage des Vorhandenseins, sowie über Art und Ausprägung einer fetalen Programmierung beitragen.

4.4 Histologie

Bei allen durchgeführten histologischen und immunhistochemischen Färbungen zeigten sich keine signifikanten Unterschiede, weder im Vergleich der Gruppen untereinander, noch bei alleiniger Betrachtung der Männchen bzw. der Weibchen. Der Anteil der weißen Pulpa an der Gesamtfläche der Milz war in allen Gruppen unabhängig vom Geschlecht nicht signifikant unterschiedlich. Ebenso verhielten sich die Bindegewebsparameter interstitielle Fibrose und der Kapseldurchmesser der Milz. Diese Ergebnisse sprechen für einen weitgehend unveränderten strukturellen Aufbau der Milz ohne Fibrosierung, die z. B. bei chronischer Stauung des Organs entstehen kann. Die unveränderte Relation der weißen zur roten Pulpa deutet zudem noch auf eine regelrechte Verteilung der zellulären Komponenten des Immunsystems und des Retikulohistiozytären Systems der Milz hin. Bei den immunhistochemischen Färbungen waren die Anteile der durch B-Lymphozyten, sowie durch T-Lymphozyten eingenommenen Fläche im Verhältnis zur Gesamtfläche der Milz gleich. Dies trifft für den Vergleich der Gruppen untereinander, sowie für die alleinige Betrachtung der Männchen oder Weibchen zu. Auch dieses Ergebnis zeigt eine normale Verteilung von Immunzellen und liefert keinen Hinweis auf erniedrigte oder erhöhte Gesamtlymphozytenzahlen. Vergleiche von Kindern mit niedrigem Geburtsgewicht mit Kindern mit normwertigen Geburtsgewicht haben mehrfach Immundefizite gezeigt, so z. B. Reduktionen von B- und T-Lymphozytenzahlen (33, 34, 35, 97). Im bearbeiteten Tierversuch bestand bei den männlichen Tieren der Gruppe 2 zwar ein erniedrigtes Geburtsgewicht, jedoch ohne auffällige Veränderungen innerhalb der Milzstruktur oder des Lymphozytenanteils. Die Tiere waren allerdings in der Studie zum Zeitpunkt der Organanalyse bereits 25 Wochen alt. Die Daten der zuvor gerade angeführten Studien wurden jedoch direkt nach der Geburt oder in der frühen Kindheit erhoben. Somit kann mit dem in dieser Untersuchung zu Grunde liegenden Versuchsaufbau keine Aussage zu Lymphozytenpopulationen im frühen Lebensalter gemacht werden. Es gibt allerdings Hinweise darauf, dass niedrige Lymphozytenpopulationen und Immundefizite durchaus bis ins Erwachsenenalter bestehen können. So konnte Moore und sein Team zeigen, dass in einer ländlichen Region in Gambia das Risiko nach dem 15. Lebensjahr an einer Infektion zu versterben größer war, wenn das Individuum während der jährlichen Dürrezeit und einem damit niedrigen Geburtsgewicht zur Welt kam. Dieser Effekt war umkehrbar mit einer erhöhten Energie- und Proteinaufnahme der Mütter während der Schwangerschaft (41, 42). Genauere Informationen zu den beobachteten Immundefekten im Einzelnen fehlen jedoch.

Anhand tierexperimenteller Studien konnten bis jetzt nur einzelne zelluläre Funktionsstörungen wie z. B. eine beeinträchtigte Akute-Phase-Reaktion auf bakterielle Endotoxine oder eine verminderte Produktion proinflammatorischer Zytokine gezeigt werden (37, 44, 45). Weiterhin ist eine eindeutige Aussage zur Lymphozytenpopulation durch die alleinige histologische Untersuchung der Milz nicht möglich. Bei Verwendung histologischer Methoden zur Erfassung einer Lymphozytenpopulation ergibt sich nur ein klares Bild, wenn man mehrere Organe des Immunsystems begutachtet. Neben der Milz wäre eine Untersuchung von Thymus-, Lymphknoten- und MALT-Gewebe zur genauen Erfassung sinnvoll gewesen. Dies würde auch eine genauere Differenzierung zwischen z. B. veränderten Gesamtzahlen oder eines veränderten Homing-Verhaltens ermöglichen. Weitere Einschränkungen ergeben sich zudem aus der zu einem einzigen Zeitpunkt erfassten Zellpopulation. Eine Versuchskonstellation mit einer längeren postnatalen Beobachtungsphase und die Erfassung der Lymphozytenpopulation an mehreren Zeitpunkten im Verlauf, etwa durch Flow Zytometrie, hätte größeren Aufschluß über die postnatale immunologische Entwicklung ergeben können. Vorsichtig muss man auch mit der Interpretation eines solchen Ergebnisses umgehen. Die Lymphozytenpopulation als solches ist nur ein Parameter in einem hochkomplexen System wie dem Immunsystem. Veränderungen können zwar einen Hinweis auf ein eventuelles Immundefizit darstellen, jedoch beweisen sie nichts. Zur näheren Beurteilung der Immunfunktion als Ganzes ist deshalb eine in vitro und in vivo Funktionsdiagnostik unabdinglich.

Zu guter Letzt muss erwähnt werden, dass die histologische Auswertung der Färbungen mit Hilfe eines Thresholds ein weniger sensitives Verfahren darstellt, als das Auszählen von Zellen, oder das Ausmessen von Arealen mit einem Cursor. Wegen der inhomogenen Verteilung der immunhistochemisch angefärbten B- und T-Zellen innerhalb der Milz stellte es jedoch die geeignete Methode dar, um eine möglichst große Fläche zu beurteilen. Die Bestimmung der Relation der weißen zur roten Pulpa anhand des genaueren Cursorverfahrens mit ebenfalls unauffälligem Ergebnis unterstützt die mit dem Threshold-Verfahren gewonnenen Ergebnisse bezüglich der Lymphozytenanteile. Trotzdem ist es möglich, dass feine Unterschiede durch die verwendete Technik nicht erfasst wurden. Weitere Studien sind nötig, um ein genaueres Bild der immunologischen Entwicklung nach intrauteriner Wachstumsrestriktion zu bekommen. Somit wären die Grundlagen der fetalen Programmierung des Immunsystems besser zu verstehen. Es lässt sich festhalten, dass eine durch das angewandte genetische Modell bedingte fetale Programmierung vorerst keinen langanhaltenden Effekt auf die Struktur der Milz bzw. auf Lymphozytenpopulationen in der Milz hat. Dies kann man nur bedingt auf das gesamte Immunsystem übertragen. Da es für eNOS-Knockout-Tiere zur Programmierbarkeit des Immunsystems so gut wie keine Daten gibt, sind weitere differenziertere Studien hierzu und insbesondere zur Immunfunktion nötig.

5 ZUSAMMENFASSUNG

Einleitung: Verschiedene epidemiologische Studien beim Menschen haben gezeigt, dass beeinträchtigtes intrauterines Wachstum z. B. durch Unterernährung der Mutter und damit einhergehend ein niedriges Geburtsgewicht mit einer Reihe von Erkrankungen verschiedener physiologischer Systeme im späteren Leben korreliert. Hierzu gehören insbesondere Erkrankungen des Herz-Kreislauf-Systems wie Bluthochdruck und koronare Herzkrankheit, Arteriosklerose und Präeklampsie, sowie Stoffwechselerkrankungen wie Diabetes mellitus Typ II, verminderte Glucosetoleranz, Insulinresistenz, Hyperlipidämie und Adipositas. Für diese Korrelation wird die fetale Programmierung verschiedener Organsysteme verantwortlich gemacht. In der menschlichen Population sind verschiedene Polymorphismen im eNOS-Gen bekannt, die häufig in Kombination mit einem weiteren Risikofaktor zu einer IUGR mit fetaler Programmierung führen. Tierexperimentell kann dieses Ergebnis durch Studien an homozygoten eNOS-Knockout-Mäusen bestätigt werden. Jedoch ist bei diesen Studien keine eindeutige Zuordnung eines fetalen Phänotyps zum maternalen, paternalen oder fetalen Genotyp bezüglich des defizienten Allels möglich. Weiterhin existieren für die Programmierbarkeit des Immunsystems bei eNOS-Knockout-Mäusen kaum Daten. Diese Arbeit soll durch das experimentelle Studiendesign einen Beitrag zu einem besseren Verständnis der Grundlagen der fetalen Programmierung leisten. Ein besseres Verständnis der Rolle elterlicher eNOS-Aktivität in Bezug auf den fetalen Phänotyp und Programmierung könnte somit zukünftig unter anderem einen Beitrag zu einer besseren Vorsorge für Träger von bestimmten eNOS-Polymorphismen leisten, sowie als Ansatz für neue Therapiekonzepte dienen.

Methoden: In der Versuchskonstellation wurden eNOS+/- Mäuse jeweils mit einem WT-Partner verpaart. Von den Nachkommen wurden nur Tiere mit WT-Genostatus untersucht. Diese wurden in 3 Gruppen eingeteilt. Gruppe 1: Vater WT x Mutter WT, Gruppe 2: Vater WT x Mutter eNOS+/-, Gruppe 3: Vater eNOS+/- x Mutter WT. Somit sind eventuell. beobachtete Veränderungen unabhängig vom fetalen Genotyp und entweder auf den maternalen oder paternalen Genotyp zurückzuführen. Über 140 Tage wurde das Gewicht der Tiere erhoben und vom 1. bis 13. Lebenstag die Thoraxbreite und der BMI bestimmt. Nach 140 Tagen erfolgte die Tötung der Tiere und die

Organentnahme. Zur systematischen Analyse eventueller Veränderungen im Immunsystem wurde die Milz histologisch und immunhistochemisch untersucht.

Ergebnis: Im Geburtsgewicht bestanden geschlechtsspezifische Unterschiede. So waren die männlichen Tiere der Gruppe 2 signifikant leichter als die Tiere der Gruppe 1 und 3. Sie hatten außerdem ein erhöhtes relatives Herz- und Nierengewicht. Die Weibchen waren bezüglich des Geburts- und Organgewichts unauffällig. Die Männchen der Gruppe 2 zeigten im Verlauf ein frühes Aufholwachstum bis zum Erreichen des Normalgewichts. Die Männchen der Gruppe 3 hingegen nahmen im Verlauf stark zu. Nach dem 20. Lebenstag waren die Gewichtsunterschiede aller Männchen ausgeglichen. Die Weibchen der Gruppe 2 und 3 nahmen im Verlauf überproportional zu. Dieser Effekt war langanhaltend bis zum 112. Lebenstag vorhanden. Der BMI von Tag 1 bis 13 zeigte einige unspezifische, nicht verwertbare Signifikanzen und die Thoraxbreite von Tag 1 bis 13 zeigte keine wesentlichen Unterschiede innerhalb der Gruppen und Geschlechter. Die Untersuchungen zum strukturellen Aufbau der Milz erbrachten keine Veränderungen bezüglich des Organgewichts und der Bindegewebsparameter interstitieller Fibrose und Kapseldurchmesser. Die Anteile der weißen Pulpa, sowie die Anteile der durch B-Lymphozyten und durch T-Lymphozyten eingenommenen Fläche im Verhältnis zur Gesamtfläche der Milz war ebenfalls unverändert.

Diskussion: Die Veränderungen im Geburtsgewicht, im relativen Organgewicht und im postnatalen Gewichtsverlauf der Männchen der Gruppe 2 sprechen für eine fetale Programmierung im Sinne einer IUGR. Erklärbar ist dies durch ein verändertes intrauterines Milieu beim eNOS+/- Muttertier. Diese Programmierung scheint geschlechtsspezifisch zu sein, da die Weibchen nicht bzw. nicht in gleicher Form wie die Männchen betroffen sind. Die Weibchen der Gruppe 2, sowie alle Tiere der Gruppe 3 zeigten ein anderes Wachstumsmuster, welches sich nicht durch das Phänomen des Aufholwachstums bei IUGR mit niedrigem Geburtsgewicht erklären lässt. Tiere der Gruppe 3 stammten zudem von einem WT-Muttertier mit unverändertem uterinen Milieu. Epigenetische Mechanismen, bei denen es zu Modifizierungen der DNA ohne Sequenzveränderung kommt und die geschlechtsspezifisch paternal vererbt werden, müssen hier in Betracht gezogen werden. Die Untersuchungen der Milz ergaben keine Hinweise auf eine eventuelle Programmierbarkeit des Organs und seiner zellulären Komponenten – dies kann jedoch nur bedingt auf das Immunsystem als Ganzes übertragen werden. Hierzu wäre eine Untersuchung mehrerer immunologischer Organe bzw. eine Funktionsdiagnostik zur Darstellung eines eventuellen Immundefizits vonnöten. Weiterhin können durch den Versuch keine Veränderungen durch Programmierung, die erst im späteren Leben auffällig werden, aufgezeigt werden. Weitere Versuche mit einer längeren Lebensspanne der Tiere wären hierzu nötig.

LITERATURVERZEICHNIS

1) Barker DJP. Mothers, babies and disease in later life. London, UK: BMJ Publishing Group, 1994.

2) Gluckmann PD, Hanson MA. The fetal matrix: evolution, development and disease. Cambridge, UK: Cambridge University Press, 2005.

3) Phillips DIW. Twin studies in medical research: can they tell us whether diseases are genetically determined. Lancet 1993; 341:1008-9.

4) Ravelli GP, Stein ZA, Susser MW. Obesity in young men after famine exposure in utero and early infancy. N Engl J Med 1976; 295:349-53.

5) Pembrey ME, Bygren LO, Kaati G et al. Sex-specific, male-line transgenerational responses in humans. Eur J Hum Genet 2006; 14:159–66.

6) Stein AD, Lumey LH. The relationship between maternal and offspring birth weights after maternal prenatal famine exposure: The Dutch Famine Birth Cohort Study. Hum Biol 2000; 72:641-54.

7) Neel JV. Diabetes mellitus: a "thrifty" genotype rendered detrimental by "progress"? Am J Hum Genet. 1962; 14:353-62.

8) Gluckmann PD, Hanson MA, Spencer HG. Predictive adaptive responses and human evolution. Trends Ecol Evol 2005; 20:527-33.

9) Harding JE, Johnson B. Nutrition and fetal growth. Reprod Fertil Dev 1995; 7:538-47.

10) Bertram CE and Hanson MA. Annual models and programming of metabolic syndrome. Br Med Bull 2001; 60:103-21.

11) Armitage JA, Khan IY, Taylor PD et al. Developmental programming of the metabolic syndrome by maternal nutritional imbalance: how strong is the evidence from experimental models in mammals? J Physiol 2004; 561:355-77.

12) Williams SJ, Hemmings DG, Mitchell JM et al. Effects of maternal hypoxia on nutrient restriction during pregnancy on endothelia function in adult male rat offspring. J Physiol 2005; 565:125-35.

13) Vuguin PM. Animal models for small for gestational age and fetal programing of adult disease. Horm Res 2007; 68:113-23.

14) Lupu F, Terwilliger JD, Lee K et al. Roles of growth hormone and insulin-like growth factor 1 in mouse postnatal growth. Dev Biol 2001; 229:141-62.

15) Hefler LA, Reyes CA, O'Brien WE et al. Perinatal development of endothelial nitric oxide synthase-deficient mice. Biol Reprod 2001; 64:666-73.

16) Van der Heijden OWH, Essers YPG, Fazzi G et al. Uterine remodeling and reproductive performance are impaired in endothelial nitric oxide synthase-deficient mice. Biol Reprod 2005; 72:1161-8.

17) Longo M, Jain V, Vedernikov YP et al. Fetal origins of adult vascular dysfunction in mice lacking endothelial nitric oxide synthase. Am J Physiol Regul Integr Comp Physiol 2005; 288:1114-21.

18) Van Vliet BN, Chafe LL. Maternal endothelial nitric oxide synthase genotype influences offspring blood pressure and activity in mice. Hypertension 2007; 49:556-62.

19) Hocher B, Slowinski T, Bauer C et al. The advanced fetal programming hypothesis. Nephrol Dial Transplant 2001; 16:1298-99. Illustration mit freundlicher Genehmigung von Prof. B. Hocher.

20) Bateson P, Barker B, Clutton-Brock T et al. Developmental plasticity and adult health. Nature 2004; 430:419-21.

21) Ross MG, Desai M. Gestational programming: population survival effects of drought and famine during pregnancy. Am J Physiol Regul Integr Comp Physiol 2005; 288:25-33.

22) Hattersley AT, Tooke JE. The fetal insulin hypothesis: An alternative explanation of the association of low birthweight with diabetes and vascular disease. Lancet 1999; 353:1789-92.

23) Moritz KM, Dodic M, Wintour EM. Kidney development and the fetal programming of adult disease. Bioessays 2003; 25:212-20.

24) Burdge GC, Hanson MA, Slater-Jefferies JL et al. Epigenetic regulation of transcription: a mechanism for inducing variations in phenotype (fetal programming) by differences in nutrition during early life? Br J Nutr. 2007; 97:1036-46.

25) Waterland RA, Carza C. Potential mechanisms of metabolic imprinting that lead to chronic disease. Am J Clin Nutr 1999; 69:179-97.

26) Bertram CE, Hanson MA. Prenatal programming of postnatal endocrine response by glucocorticoid. Reproduction 2002; 124:459-67.

27) Fowden AL. The insulin-like growth factors and feto-placental growth. Placenta 2003; 24:803-12.

28) Fowden AL, Forhead AJ. Endocrine mechanisms of intrauterine programming. Reproduction 2004; 127:515-26.

29) McMillen I, Robinson JS. Developmental origins of the metabolic syndrome: prediction, plasticity, and programming. Physiol Rev 2005; 85:571-633.

30) Asano H, Han VK, Homa J et al. Tissue DNA synthesis in the pre-term ovine fetus following 8h of sustained hypoxemia. J Soc Gynecol Investig 1997; 4:236-40.

31) Holemans K, Aerts L, Van Assche FA. Lifetime consequences of abnormal fetal pancreatic development. J Physiol 2003; 547:11-20.

32) Ozanne SE, Hales CN. Early programming of glucose-insulin metabolism. Trends Endocrinol Metab 2002; 13:368-73.

33) Chandra RK, Ali SK, Kutty KM et al. Thymus dependent lymphocytes and delayed hypersensitivity in low birth weight infants. Biol Neonate 1977; 31:15–18.

34) Chatrath R, Saili A, Jain M et al. Immune status of full term small-for-gestational age neonates in India. J Tropical Paed 1997; 43:345–48.

35) Thomas RM, Linch DC. Identification of lymphocyte subsets in the newborn using a variety of monoclonal antibodies. Arch Dis Child 1983; 58:34–38.

36) McDade TW, Beck MA, Kuzawa CW et al. Prenatal undernutrition and postnatal growth are associated with adolescent thymic function. J Nutr 2001; 131:1225–31.

37) Langley-Evans SC, Buttery PJ, Wakelin D. Fetal exposure to a maternal low protein diet and the immune system. Proc Nutr Soc 2002; 61:121A.

38) Latini G, De Mitri B, Del Vecchio A et al. Foetal growth of kidneys, liver and spleen in intrauterine growth restriction: "programming" causing "metabolic syndrome" in adult age. Acta Paediatr 2004; 93:1635-39.

39) Iscan A, Tarhan S, Guven H et al. Sonographic measurement of the thymus in newborns: close association between thymus size and birth weight. Eur J Pediatr 2000; 159:223–24.

40) Collinson AC, Moore SE, Cole TJ et al. Birth season and environmental influences on patterns of thymic growth in rural Gambian infants. Acta Paediatr 2003; 92:1014–20.

41) Prentice AM, Cole TJ, Foord FA et al. Increased birthweight after prenatal dietary supplementation of rural African women. Am J Clin Nutr 1987; 46:912–25.

42) Moore SE, Cole TJ, Poskitt EM et al. Season of birth predicts mortality in rural Gambia. Nature 1997; 388:434.

43) Langley SC, Seakins M, Grimble RF et al. The acute phase response of adult rats is altered by in utero exposure to maternal low protein diets. J Nutr 1994; 124:1588–96.

44) Nwankwo MU, Schuit KE, Glew RH. Effects of maternal protein deprivation on the nutritional status and neutrophil function of suckling neonatal rats. J Infect Dis 1985; 151:23–32.

45) Tappia PS, McCarthy HD, Langley-Evans SC et al. Prenatal nutritional adequacy and gender influence the ability of adult rats to produce interleukins 1, 6 and tumour necrosis alpha. Proc Nut Soc 1994; 53:182A.

46) Demissie K, Ernst P, Joseph L et al. Birth weight and preterm birth in relation to indicators of childhood asthma. Can Respir J 1997; 4:91–97.

47) Shaheen SO, Sterne JA, Montgomery SM et al. Birth weight, body mass index and asthma in young adults. Thorax 1999; 54:396–402.

48) Carrington LJ, Langley-Evans SC. Wheezing and eczema in relation to infant anthropometry: evidence of developmental programming of disease in childhood. Mater Child Nutr 2006; 2:51–61.

49) Phillips DI, Osmond C, Baird J et al. Is birthweight associated with thyroid autoimmunity? A study in twins. Thyroid 2002; 12:377–80.

50) Brix TH, Kyvik KO, Hegedus L. Low birthweight is not associated with clinically overt thyroid disease: a population based twin case-control study. Clin Endocrinol 2000; 53:171–76.

51) Ignarro LJ, Byrns RE, Buga GM et al. Pharmacological evidence that endothelium-derived relaxing factor is nitric oxide: use of pyrogallol and superoxide dismutase to study endothelium-dependent and nitric oxide-elicited vascular smooth muscle relaxation. J Pharmacol Exp Ther 1988; 244:181-89.

52) Palmer RM, Ferrige AG, Moncada S. Nitric oxide release accounts for the biological activity of endothelium-derived relaxing factor. Nature 1987; 327:524-26.

53) Furchgott RF, Vanhoutte PM. Endothelium-derived relaxing and contracting factors. FASEB J. 1989; 3:2007-18.

54) Bredt DS, Snyder SH. Nitric oxide: a physiologic messenger molecule. Annu Rev Biochem 1994; 63:175-95.

55) Moncada S, Higgs A. The L-arginine-nitric oxide pathway. N Engl J Med 1993; 329:2002-12.

56) Connelly L, Madhani M, Hobbs AJ. Resistance to endotoxic shock in endothelial nitric oxide synthase (eNOS) knockout mice: a pro-inflammatory role for eNOS-derived NO in vivo. JBC Papers in Press 2005; Manuscript M411991200.

57) Marletta MA, Yoon PS, Iyengar R et al. Macrophage oxidation of L-arginine to nitrite and nitrate: nitric oxide is an intermediate. Biochemistry 1988; 27:8706-11.

58) Zhuang JC, Wogan GN. Growth and viability of macrophages continuously stimulated to produce nitric oxide. Proc Natl Acad Sci U.S.A 1994; 94:11875-80.

59) Vosatka RJ, Hassoun PM, Harvey-Wilkes KB. Dietary L-arginine prevents fetal growth restriction in rats. Am J Obstet Gynecol 1998; 178:242-46.

60) Burnett TG, Tash JS, Hunt JS. Investigation of the role of nitric oxide synthase 2 in pregnancy using mutant mice. Reproduction 2002; 124:49-57.

61) Sladek SM, Magness RR, Conrad KP. Nitric oxide and pregnancy. Am J Physiol 1997; 272:441-63.

62) Magness RR, Sullivan JA, Li Y et al. Endothelial vasodilator production by uterine and systemic arteries. VI. Ovarian and pregnancy effects on eNOS and NO(x). Am J Physiol Heart Circ Physiol 2001; 280:1692-98.

63) Cipolla M, Osol G. Hypertrophic and hyperplastic effects of pregnancy on the rat uterine arterial wall. Am J Obstet Gynecol 1994; 171:805-11.

64) Osol G, Cipolla M. Pregnancy-induced changes in the three-dimensional mechanical properties of pressurized rat uteroplacental (radial) arteries. Am J Obstet Gynecol 1993; 168:268-74.

65) Shesely EG, Maeda N, Kim HS et al. Elevated blood pressures in mice lacking endothelial nitric oxide synthase. Proc Natl Acad Sci USA 1996; 93:13176-81.

66) Hefler LA, Tempfer CB, Moreno RM et al. Endothelial- derived nitric oxide and angiotensinogen: blood pressure and metabolism during mouse pregnancy. Am J Physiol Regul Integr Comp Physiol 2001; 280:174-82.

67) Fatinia C, Sticchia E, Gensinic F et al. Endothelial nitric oxide synthase gene influences the risk of pre-eclampsia, the recurrence of negative pregnancy events, and the maternal–fetal flow. Am J Hypertens 2006; 24:1823-29.

68) Cruz-González I, Corral E, Sánchez-Ledesma M et al. Association between –T786C NOS3 polymorphism and resistant hypertension: a prospective cohort study. BMC Cardiovasc Disord 2009; 9:35.

69) Kincl V, Vasku A, Meluzin R et al. Association of the eNOS 4a/b and –786T/C polymorphisms with coronary artery disease, obesity and diabetes mellitus. Folia Biol 2009; 55:187-91.

70) Mayer JR O, Filipovsky J, Pesta M et al. The interaction of endothelial nitric oxide polymorphism and current smoking in terms of increased arterial stiffness. Physiol Res 2010; 59:529-36.

71) Dafni C, Drakoulis N, Landt O et al. Association of the eNOS E298D polymorphism and the risk of myocardial infarction in the Greek population. BMC Med Genet 2010; 11:133.

72) Ortiz PA, Garvin JL. Cardiovascular and renal control in NOS-deficient mouse models. Am J Physiol Regul Integr Comp Physiol 2003; 284:628-38.

73) Forbes MS, Thornhill BA, Park MH et al. Lack of endothelial nitric-oxide synthase leads to progressive focal renal injury. Am J Pathol 2007; 170:87-99.

74) Gyurko R, Kuhlencordt P, Fishman MC et al. Modulation of mouse cardiac function in vivo by eNOS and ANP. Am J Physiol Heart Circ Physiol 2000; 278:971-78.

75) Yang XP, Liu YH, Shesely EG et al. Endothelial nitric oxide gene knockout mice: cardiac phenotypes and the effect of angiotensin-converting enzyme inhibitor on myocardial ischemia/reperfusion injury. Hypertension 1999; 34:24–30.

76) Schild L, Dombrowski F, Lendeckel U et al. Impairment of endothelial nitric oxide synthase causes abnormal fat and glycogen deposition in liver. Biochim Biophys Acta 2008; 1782:180-87.

77) Shankar RR, Wu Y, Shen HQ et al. Mice with gene disruption of both endothelial and neuronal nitric oxide synthase exhibit insulin resistance. Diabetes 2000; 49:684-87.

78) Le Gouill E, Jimenez M, Binnert C et al. Endothelial nitric oxide synthase (eNOS) knockout mice have defective mitochondrial beta-oxidation. Diabetes 2007; 56:2690-96.

79) Cauwels A, Janssen B, Buys E et al. Anaphylactic shock depends on PI3K and eNOS-derived NO. J Clin Invest 2006; 116:2244-51.

80) Kojda G, Cheng YC, Burchfield J et al. Dysfunctional regulation of endothelial nitric oxide synthase (eNOS) expression in response to exercise in mice lacking one eNOS gene. Circulation 2001; 103:2839-44.

81) Fagan KA, Fouty BW, Tyler RC et al. The pulmonary circulation of homozygous or heterozygous eNOS-null mice is hyperresponsive to mild hypoxia. J Clin Invest 1999; 103:291-99.

82) Jablonka-Shariff A, Olson LM. The role of nitric oxide in oocyte meiotic maturation and ovulation: meiotic abnormalities of endothelial nitric oxide synthase knock-out mouse oocytes. Endocrinology 1998; 139:2944-54.

83) Pallares P, Perez-Solana ML, Torres-Rovira L et al. Phenotypic characterization by high-resolution three-dimensional magnetic resonance imaging evidences differential effects of embryo genotype on intrauterine growth retardation in NOS3-deficient mice. Biol Reprod 2010; Dec. 22 (Epub ahead of print).

84) Gödecke A, Decking UK, Ding Z, et al. Coronary hemodynamics in endothelial NO synthase knockout mice. Circ Res 1998; 82:186-94.

85) Voigt M, Hermanussen M, Wittwer-Backofen U et al. Sex-specific differences in birth weight due to maternal smoking during pregnancy. Eur J Pediatr 2006 165:757-61.

86) Costello EJ, Worthman C, Erkanli A et al. Prediction from low birth weight to female adolescent depression: a test of competing hypotheses. Arch Gen Psychiatry 2007; 64:338-44.

87) Rolland-Cachera MF, Deheeger M, Bellisle F et al. Adiposity rebound in children: a simple indicator for predicting obesity. Am J Clin Nutr 1984; 39:129–35.

88) Ong KK, Ahmed ML, Emmett PM et al. Association between postnatal catch-up growth and obesity in childhood: prospective cohort study. BMJ 2000; 320:967-71.

89) Ezzahir N, Alberti C, Deghmoun S et al. Time course of catch-up in adiposity influences adult anthropometry in individuals who were born small for gestational age. Pediatr Res 2005; 58:243-47.

90) Bhargava SK, Sachdev HS, Fall CH et al. Relation of serial changes in childhood body-mass index to impaired glucose tolerance in young adulthood. N Engl J Med 2004; 350:865–75.

91) Eriksson JG, Forsen T, Tuomilehto J et al. Early adiposity rebound in childhood and risk for type-2 diabetes in adult life. Diabetologia 2003; 46:190–94.

92) Meas T, Deghmoun S, Armoogum P et al. Consequences of being born small for gestational age on body composition: an 8-year follow-up study. J Clin endocrinol Metab 2008; 93:3804-09.

93) Baseline life span data: twelve strains of commonly used laboratory mice. Bar Harbor, Maine.: David E. Harrison faculty research, the Jackson laboratory, 2008. (Accessed March 1, 2011, at http://research.jax.org/faculty/harrison/ger1vi_LifeStudy1.html.)

94) Kaati G, Bygren LO, Edvinsson S. Cardiovascular and diabetes mortality determined by nutrition during parents'and grandparents' slow growth period. Eur J Hum Genet 2002; 10:682-88.

95) Carone BR, Fauquier L, Habib N et al. Paternally induced transgenerational environmental reprogramming of metabolic gene expression in mammals. Cell 2010; 143:1084-96.

96) Avital E, Jablonka E. Animal traditions: behavioural inheritance in evolution. Cambridge, UK: Cambridge University Press, 2000

97) Duijts L, Bakker-Jonges LE, Labout JAM et al. Fetal growth influences lymphocyte subset counts at birth : the generation R study. Neonatology 2009; 95:149-56.

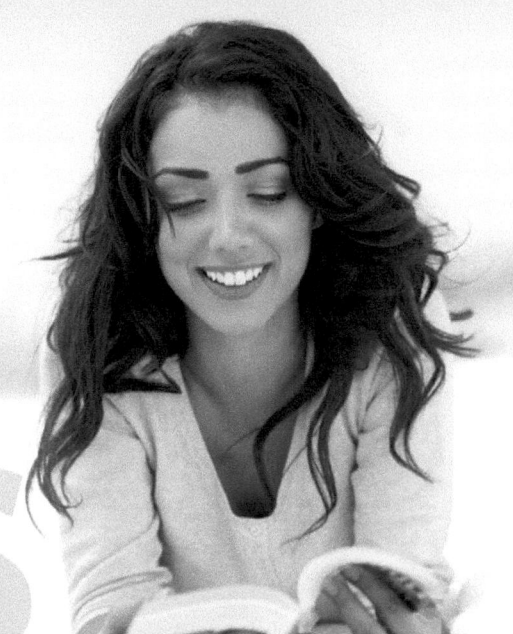

i want morebooks!

Buy your books fast and straightforward online - at one of world's fastest growing online book stores! Environmentally sound due to Print-on-Demand technologies.

Buy your books online at
www.get-morebooks.com

Kaufen Sie Ihre Bücher schnell und unkompliziert online – auf einer der am schnellsten wachsenden Buchhandelsplattformen weltweit! Dank Print-On-Demand umwelt- und ressourcenschonend produziert.

Bücher schneller online kaufen
www.morebooks.de

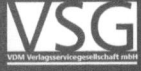 VDM Verlagsservicegesellschaft mbH
Heinrich-Böcking-Str. 6-8   Telefon: +49 681 3720 174   info@vdm-vsg.de
D - 66121 Saarbrücken   Telefax: +49 681 3720 1749 www.vdm-vsg.de

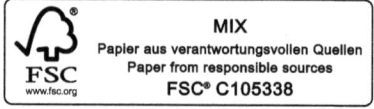

Printed by Books on Demand GmbH, Norderstedt / Germany